どんなガンでも
あきらめない

帯津三敬病院に生きる

村尾国士

晶文社

ブックデザイン　坂川栄治＋藤田知子（坂川事務所）
カバー・本文写真　菊地健

どんなガンでもあきらめない——帯津三敬病院に生きる

目次

序章　帯津三敬病院への道

課せられた「宿題」

二〇〇一年の年が明けてまもない一月半ば、私は西武線西武新宿駅から本川越に向かう特急電車に乗っていた。隣の座席には、評論家の草柳大蔵氏が座っていた。ある出版社が、草柳氏と代替医療関係者との対談集を企画し、対談の構成を私が担当することになった。半年間、草柳氏に同行し、二十人余りとの対談に同席したが、その最初の特別対談の相手が、帯津三敬病院院長（現在は名誉院長）の帯津良一医師で、埼玉県川越市にある同病院へ向かっていたのだ。

草柳大蔵氏は、戦後ジャーナリズムの旗手の一人として知られている。ことに、現在の週刊誌ジャーナリズムの基礎を築いたのが草柳氏で、もう三十年以上も前に駆け出しの週刊誌記者だった私も、何かのパーティで氏を遠くから見たことがあったが、直接会って話すのはこれが初めてだった。

ノンフィクション・ライターは人と会い、インタビューするのが仕事だ。そんな仕事をしているのに私は人見知りの性分で、初対面に弱い。妙に構えてしまうのだ。だが、草柳氏とは電車に乗って三十分もたたないうちに、うちとけていた。氏の器の大きさのせいである。七十六歳の氏はその頃、腰痛に悩まされており、その日も痛み止めの注射を打ってから電車に乗り込んできたのだった。仕立てのいいスーツを一分のスキもなく着こなし、年齢が信じられないほどダンディな草柳氏は、自分の腰痛をユーモアたっぷりに話してみせた。私も担当編集者も笑い転げながら、いつのまにか氏の話術と人柄にハマっていた。

終着の本川越駅から、タクシーで帯津三敬病院へ向かった。病院とは別棟の一室で対談が行なわれた。対談の構成者として私は、事前に帯津良一医師の大まかなプロフィールを頭に入れていた。

東京大学医学部出身、東大病院や都立駒込病院などでガン専門の外科医として二十年勤務したのち、現在の病院を開業してさらに二十年近くになる。ガンの治療に通常の西洋医学のほか、漢方薬や気功、鍼灸などの中国医学をはじめ、イメージ療法、アロマセラピー、丸山ワクチン、海外の伝統医療などを取り入れている。これら現代西洋医学とは異なる医療を代替医療と呼ぶが、帯津医師は実際の医療活動だけでなく、数多い著作や講演を通じて、ガン代替医療のカリスマ的存在といわれている。

仕事柄、私も、いろんな分野のカリスマとかドンと呼ばれる人に取材することがある。そういう人たちは不遜で独断的な物言いをする例が多いが、帯津医師はまったく違った。真冬というのに素足にサンダルばき、柄もののシャツだけという、およそカリスマの威圧感などなく、医師のいかめしさからも程遠いスタイルだった。小柄で福々しい童顔そのままに温厚、何より実に謙虚な人であった。

スキのないダンディスト草柳氏と、一見スキだらけの帯津医師。二人の対座する姿は両極端だったが、対談の中身は丁々発止の濃いものになった。医学の歴史から中国医学、代替医療、遺伝子工学、気、禅、日本人の死生観などへ縦横に飛び移った。もっぱら草柳氏が質問役を務めたが、どんな質問に対しても帯津医師は笑顔で誠実に答え、謙虚な姿勢を崩さなかった。

そんな帯津医師が一度だけ、厳しい口調になった。対談の終わり近く、草柳氏がこう尋ねたときだ。

「大学病院でもがんセンターでも、医者は治療手段のなくなった末期ガン患者や家族に、よく『余命三ヵ月です』とか『長くて半年でしょう』とか宣告しますね。あれは患者にとってたまりません。宣告された期限が近づくと、まだ生きる余力があっても、死なきゃいけないような気持ちになってしまい、それで死ぬ人もいるんじゃないでしょうか」

草柳氏はごく軽い口調でそう言ったが、帯津医師は真顔になって答えた。

「おっしゃるとおりです。あれには、私も憤りすら感じます。人間の命は、まだ分からないことのほうが多いんです。治癒のメカニズムも充分には解明されていません。余命なんて、医者だってわからないんですよ。それを、多くの医者は統計やデータによって余命を宣告してますが、人間個々の命は、そんなものではかれないんです。西洋医学的には手の施しようがなくても、治療法は他にいくらでもあります。末期ガンでもあきらめることはないんですよ」

その厳しい口調に、メモをとっていた私は思わず手を止めた。帯津医師の言葉には、余命を宣告して治療を放棄する西洋医学の医師への静かな憤りと、たとえ末期ガン患者でも引き受け、どこまでもガンとともに闘う信念がにじみ出ていた。ただ、そう語る帯津医師自身が、西洋医学の本流中の本流というべき東大医学部に学び、憤りを感じる医師と同じ道を歩いてきた人であることを思い合わせると、この言葉が意味するものは浅くない。医療者としての自分をそこに集約しているように思えた。

対談の帰途、草柳氏とその話になった。

「西洋医学出身の帯津さんがここまで来るには、いろんな格闘があったんだろうね。そこをきちんと取材すれば、日本のガン治療の問題点を浮き彫りにする面白いものが書けるな」

草柳氏の言葉に私も同感だった。ガンは個人的にも大いに関心のある問題でもあった。そんなこちらの気持ちを見透かすように、草柳氏が続けた。

「だけど、僕はもう、そんな取材の体力はないな。君がやったらどう？」

「この対談集が終われば、考えてみます」

「じゃ、宿題にしとこう」

そんな会話をかわし、第一回の仕事は終わった。それから半年間、毎週のように対談が続き、それに追われて、草柳氏と「宿題」を話題にすることもなかった。すべての対談が終わり、そのあと私は、膨大なテープ起こし原稿や山のような資料と格闘しながらの構成に追われた。夏の盛りの頃で、熱海住まいの草柳氏から唸りたいほどみごとな達筆の、激励の手紙が届いたりした。対談集は〇一年晩秋に出版（『代替医療でヒトはこう変わる』現代書林刊）され、年末には、草柳氏をかこんで編集者たちとささやかな打ち上げの飲み会が開かれた。その席で、氏は時折り咳き込んでいた。「今年の風邪はなんだか長引くね」と言いながら、それでも、いつもの端然とした姿勢で杯を重ねていた。会を終えての帰り際、草柳氏は私の肩をぽんと叩き、笑顔で「あの宿題、忘れちゃいけないよ」と言った。そして、長身の背を心なしかすぼめながら、迎えの車に乗り込んだ。

それが氏の姿を見、声を聞く最後になるとは思いもよらなかった。だが、わずか半年余りのちの〇二年七月下旬、草柳大蔵氏の訃報が新聞に載った。間質性肺炎による病死、享年七十八歳とあった。私は愕然としながら、氏の業績を伝える記事を読んだ。

対談集の仕事をともにしただけの縁だが、関東各地から名古屋、沖縄まで同行したその半年間、草柳氏のおそるべき博識と、衰えを知らない知的好奇心に私は圧倒されっぱなしだった。徹底的な取材によって得た事実を積み重ねながら対象に迫る、その手法で草柳氏が書いてきた多くの著作はいまも古びていない。だが、氏とともに仕事をするまで私は、マスコミの第一線を退いた氏を、正直、ジャーナリストとしてはすでに過去の人と思い込んでいた。それがとんでもない間違いであることを、その半年間で思い知らされた。どんな新しい話題やテーマも、鋭くしなやかな批評精神で切ってみせてくれた。草柳氏はまた後輩に心やさしい人でもあった。対談が続いていた頃、私が雑誌に書いた記事をまとめた本が出版された。それを進呈すると、驚くほどていねいに読み、感想を述べてくれた。

その程度の関わりではあったが、氏が亡くなったあと、私はその半年間がかけがえのない時間だったことに思いいたり、ひとり勝手に「草柳大蔵最後の弟子」を自認した。同時に、氏に課せられた宿題、ずっと気にかかりながらも、目先の仕事にかまけて手つかずだった宿題に、正面から取り組むことを心に決めた。

ガンは自分自身の問題

草柳氏が亡くなって一週間後、私は帯津良一医師に改めて取材を申し入れた。帯津医師は快く受けてくれた。

取材目標として私は、二つの柱を立てた。ひとつは、宿題でもある帯津氏の医師としての「格闘史」だ。西洋医学の本流を歩んできた帯津医師が、なぜ代替医療に踏み込んだのか。いまだに西洋医学側が否定するガン代替医療のパイオニアとして、帯津医師が切り開いてきた道をたどること。そして、もうひとつの柱は、帯津三敬病院では実際にどんなガン治療が行なわれているのか、それによって患者にどんな効果が現れているのかを具体的に見ることだった。これには、私個人の関心も入っていた。というのも、まもなく還暦、六十歳になろうとしていた私にとって、ガンは自分自身の問題でもあったのだ。

ガンによる日本人の死亡者は年間約三十万人、死亡原因のトップであり、三人に一人がガンで死んでいる。罹患率、ガンにかかる率となると、さらに二人に一人という。二十代、三十代でガンにかかる例もあるが、やはり圧倒的に中高年世代に多い。六十歳といえば、いわゆるガン年齢の真っ盛り、まさに他人事ではないのだ。実際、ここ数年来、高校の同級生や、同年代の仕事仲間のガン死の訃報が、時折り舞い込むようになった。

身近な例でも妹の夫、私の義弟が現にガンをかかえている。私より六歳下の義弟は五十歳のとき、左肺にガンが見つかり、大学病院で切除手術をした。だが、一年後、腫瘍マーカーの数値が上昇し、再入院して抗ガン剤治療。退院して会社に復帰したが、三年後、再発。三カ月間入院し、新しい抗ガン剤と放射線治療を受けた。腫瘍マーカーの数値は下がったが、腫瘍の大きさは変わらないまま退院。現在、長期休職をしながら自宅闘病に取り組んでいる。

義弟は大手家電メーカーの営業畑ひと筋に歩いてきた。有能で人柄も良く、きわめて順調に昇進を重ねていたが、ガンによって暗転した。二度目の入院のあと、子会社の役員として出された。おそらく、二度と本社には戻れない。泣き言を口にしない義弟だが、内面の悔しさが言葉の端から伝わってきた。組織というのはそういうものだろうが、大企業だけに休職手当制度がしっかりしているなど、まだ救われる。これが不況にあえぐ中小企業なら、再発したあたりでなし崩しに失業状態に追い込まれるかもしれない。さらにいえば、私のように何も頼るもののないフリーの職業ともなれば、もっと悲惨な事態を覚悟しなければならない。

つまり、かかる以前と以後の人生を一変させてしまうのが、ガンという病である。しかも、それは常に死のイメージと結びついている。検診の普及や検査機器の発達、治療技術の進歩などによって、治るガンが増えているのは事実だが、それでも、ガンにかかった人の三分の二は死にいたるといわれる。そして、私たちがガンを恐れるのは、ことに、その死へのプロセスに対してである。

ガンを告知され、頭の中が真っ白になる。なんとか治りたい、生き延びたいと願い、苦しい手術を乗り切る。再発して、すさまじい副作用をともなう抗ガン剤や放射線治療、これにも耐える。しかし、ガンが転移し、やがて「もう打つ手がありません」と医師に見放される。あとは死を待つだけという絶望的な状況に追いやられ、激痛のすえ意識も混濁、呼吸困難におちいり、そして、死。

身内をガンで喪った人たちが記した看護記録などに見られる、典型的なガン死のプロセスがそれだ。たまにそういう記録本を読むと、腹の底がひんやりするような感じになる。自分の死の影を垣間見るからだろう。本を閉じ、日常の暮らしや仕事に戻る。雑事にまぎれて、ガン死の影は消える。「まさかこのオレがガンなどに」と、何の根拠もなく思い込む。そしてある日、体のどこかにかすかな痛みや違和感を覚え、病院を訪れる。いくつもの精密検査を受けさせられたすえ、

「ガンです」と告知される。このパターンも、闘病記や看護記に一番多く見られる。ガンの部位によっては、自覚症状がほとんどなく、症状が出たときにはすでに手遅れという例も少なくない。

ガン死のプロセスをわが身にあてはめてみて、どこで一番絶望的になるかを考えてみると、やはり「もう打つ手はありません」と医師に見放されたときのような気がする。気力体力ともに衰弱しきったすえ、そう宣告されるのなら、あきらめの心境になるかもしれない。しかし、まだガンと闘おうという気持ちでいるとき、「お気の毒ですが、あとはホスピスへどうぞ」と言われたら、どうだろう。「はい」と素直に従うほど、自分の腹がすわっているとはとても思えない。

世の中には、志高く意志強固な人もいて、自らの余命を知ると、残された時間をフルに使い、全身全霊でなにごとかを成し遂げる例もある。そんなみごとな最期も私にはまず無理だろう。衝動的に自殺でも考えるか、あるいは、それまで「大丈夫です、治りますよ」などと言われ、信じ込んでいた医者や病院を恨んだり、嘆いたり、ジタバタしながら死んでいく。そんなところだろうと思う。

もちろん、そういう目にはあいたくないから、ガンから目をそむけて毎日をやり過ごしている。だが、還暦目前ともなれば体力の低下をいやでも自覚させられる。何かの拍子にふっと、ガンにかかった自分がよぎる。そんなとき、死へのプロセスの途中が抜け、いきなり絶望的な状態の自分を見てしまう。すぐ足下に暗く大きな穴があいていて、そこに吸い込まれるような感じだ。いま生きていることも無意味に思える。

だが、帯津良一医師は言う。

「西洋医学的には手の施しようがなくても、治療法は他にいくらでもあります。末期ガンでもあきらめることはないんです」

追いつめられたガン患者にとって、これほど勇気づけられる言葉はないだろう。私のようにガン年齢の人間にとっても、大いなる福音である。しかし、本当にそうなのか。「末期ガンでもあきらめることはない」、ガン治療の常識を根底からくつがえす帯津医師の、その信念はどこから生まれたのか。そして、それが医療の場でどう実践され、どんな効果をあげているのか、実際の患者たちの声を通して知りたいと思った。さらに言うなら、もし私自身がガンにかかったとき、帯津医師とその病院が、自分の命を託すことができる医師であり、病院であるのかどうか——。

第一章　不思議なガン病棟

日本で唯一の道場つきガン病棟

帯津三敬病院への交通手段は、草柳氏と同行の折りは、氏の腰痛のために西武新宿線の特急指定席を使ったが、都心から向かう場合、JR川越線直通の埼京線快速が一番便利だ。新宿から約四十五分、終着川越駅のひとつ手前の南古谷駅で下車する。そこから徒歩七、八分のところに病院がある。もっとも七、八分というのは、JRの線路に沿った細い近道を行く場合で、初め私はそれを知らず、車の通る大きな道路を歩いて通った。

取材をスタートした〇二年夏は、観測史上何番目とかいう記録的な猛暑が連日続いた。南古谷駅の改札口を出て、小さなロータリーに立ったとたん、頭の真上を熱の棒でぶん殴られるような暑熱につつまれる。そこから、テープレコーダーや資料の詰まったバッグを肩に、日陰のまったくない道を歩き、病院へ着く。人一倍汗かきの私はすでに汗まみれ、受付ロビーのエアコン吹出し口の前で、犬のように喘ぐ。ようやく体が冷え、取材開始となるのだが、いまいるそこが「ガン病棟」だと思い直すと、今度は腋の下に別の汗がじっとりとにじんでくる。そんなことを繰り返しながらの病院通いだった。

帯津三敬病院は白壁の三階建てで九十九床、中規模のごく普通の総合病院に見える。実際、玄関を入って受付ロビーを抜けると、廊下の両側に診察室やエコー（超音波診断）室、レントゲン室、CT室、脳波・心電図室などの検査室が並んでいる。二階には手術室やリカバリー（回復）室と、普通の近代的病院そのものである。

ただ、一階の奥まったところに、鍼灸・アロマセラピー室があり、通常の西洋医学以外の治療も手がけているのが分かる。また、受付ロビーをはじめ、廊下や各部屋に、病院の医療姿勢を表わす「基本理念・基本方針・医療を受ける方の権利」を記したパネルが張られており、その一番上の基本理念に「今日より良い明日を」と書かれている。最初、それを目にとめた私は、病院の標語にしては変わっているなと思った程度で、とくに深く考えることもなかった。帯津医師や患者たちが、その「今日より良い明日を」という言葉にこめているものを知るのは、ずっとあとになってのことである。

取材初日、病院内の施設を見学した。案内してくれたのは山田幸子総括看護婦長だった。五十人余りいる看護婦のトップに立つ山田婦長は、この病院創立以来、帯津医師の右腕的存在の人だ。小柄だが、向こうっ気が強く、それでいてやさしい。患者に最も信頼されるベテラン婦長なのだが、もちろん、それもあとになって知った。（ちなみに、「看護婦長」は現在、正式には「看護師長」と呼ばなければならない。全国の医療施設で従来の看護婦・看護士という呼称が「看護師」に改められたのだが、男性看護士のいないこの病院内では相変わらず「看護婦・婦長」という呼び方がされている。師長などと記すと、なにかイメージまで変わってしまう。そこで、以後も

「看護婦」「婦長」で通すことにする）。

山田婦長のあとについて二階、三階へと上がった。ここが病棟になっている。各フロアの真ん中にナースステーションがあり、左右に病室が広がっている。大部屋、個室ともに常にほぼ満床で、入院患者の約八割近くがガンを患っている人たちだという。それも地元や近隣の関東各地だけでなく、北海道から沖縄まで全国からガン患者が集まってくる。「末期ガンでもあきらめることはない」という医療者としての信念を、帯津医師は著作や講演などで語っており、各地の大学病院やがんセンターから見放された患者たちや、大病院の医療に不満を持つ患者たちが、ここへ駆け込んでくる。いわば帯津医師を救世主として頼ってくるわけである。

事前にそんな話を聞いていたので、病棟を見てまわるときは緊張した。重苦しい濃密な空気がただよっているのではと想像したのだ。それでなくともガン病棟といえば、患者たちが一様に暗い顔をして、じっとベッドに横たわっているというイメージがある。義弟が入院していた大学病院へも、私は何度か見舞いに訪れた。巨大病院で、隅々まで明るく機能的な近代ビルという感じだが、ガン患者たちが多く入院しているフロアには、どこか息づまるような独特の空気がただよっていた。こちらが健康な見舞い客だからそう感じるのかもしれないが、義弟のベッドがある大部屋に入るときも出るときも、他の患者たちと目を合わせてはいけないような気持ちにさせられたものだった。

帯津三敬病院の場合は、それとはかなり異なっていた。重くよどんだ空気は感じられない。と

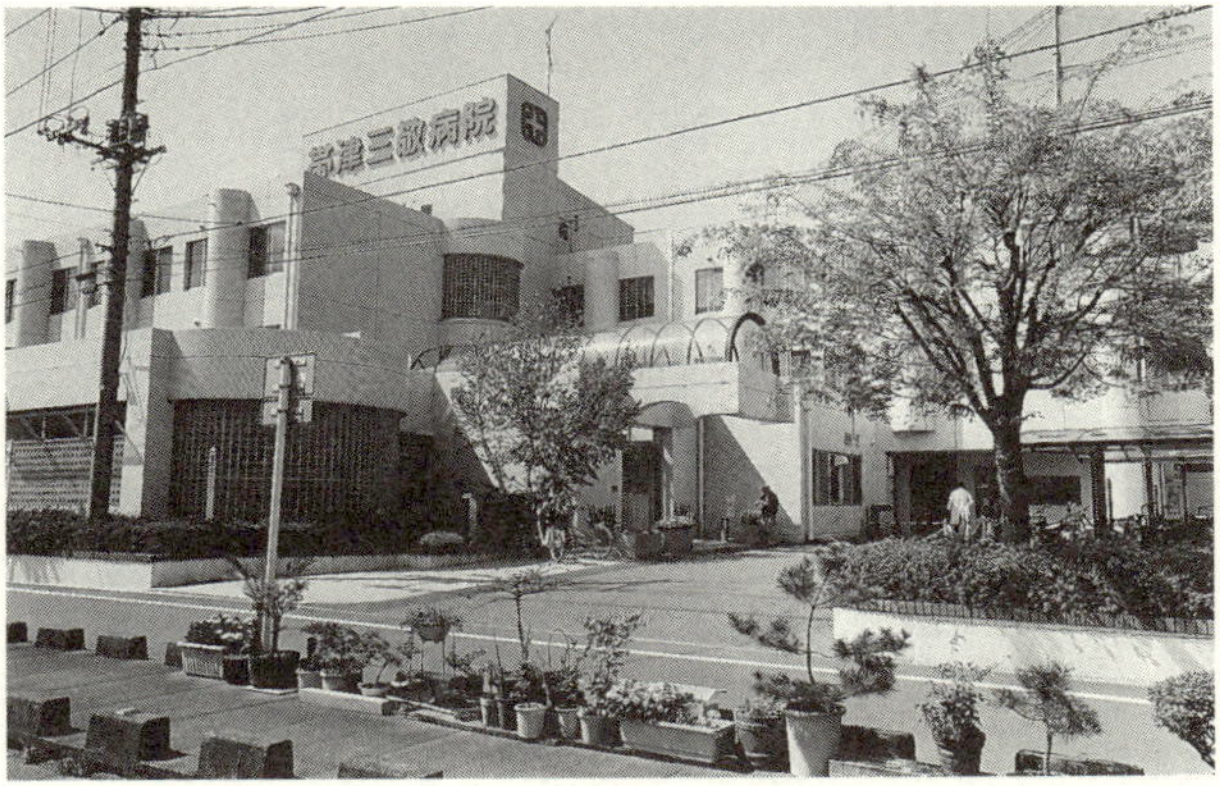

帯津三敬病院の外観。外から見れば、
一般の総合病院と変わりない。

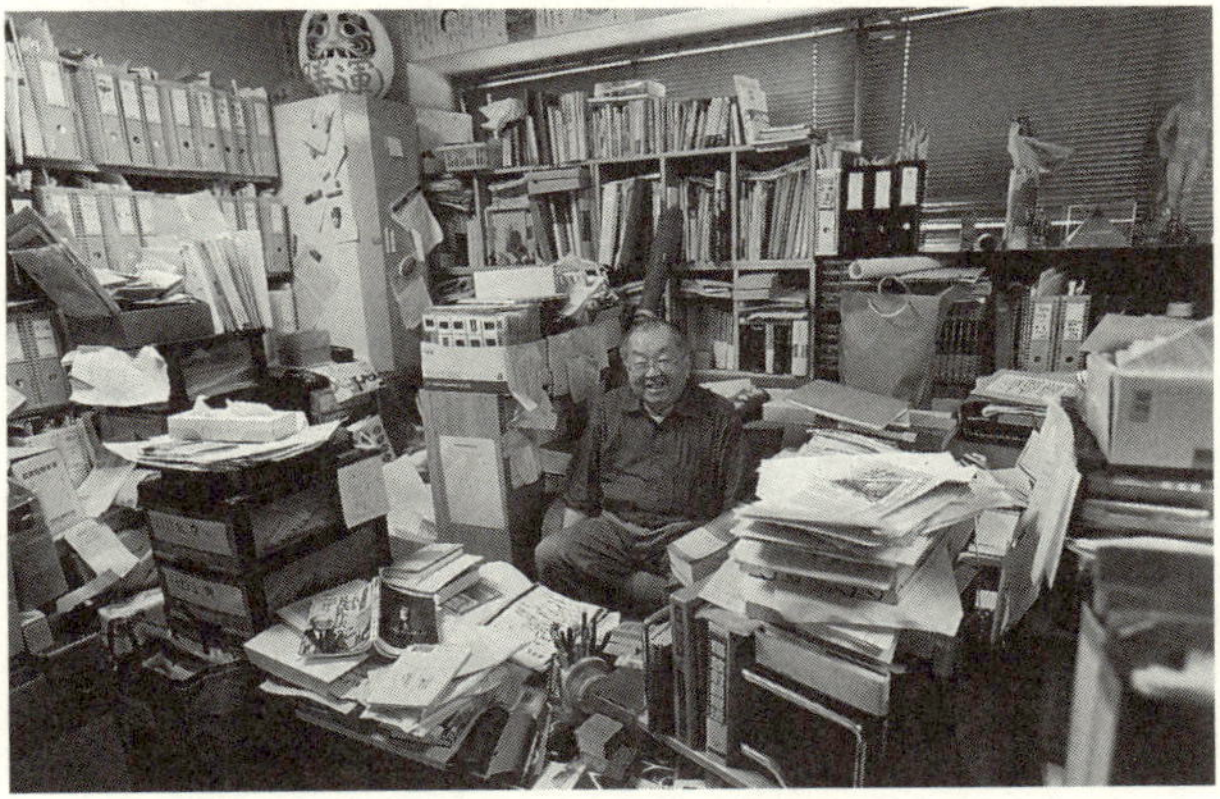

帯津名誉院長室。古今東西のガンに関する資料が
デスクまわりにうずたかく積まれている。

いうより、患者の多くがベッドにかかっているから空きではないだろうが、主のいないベッドが目立つ。それを尋ねると、山田婦長は「うちは一日中、いろんな治療プログラムが組まれてますから、みなさん、どれかに参加しておられるんですよ」。参加するしないは自由だが、体を動かせる患者はたいてい、どれかのプログラムに参加する。全部に参加する熱心な患者もいて、そういう人は食事と就寝時以外、ほとんどベッドにいないという。忙しいガン患者たちなのである。こんなガン病棟も珍しいだろう。

「いま、ちょうど午後の気功をやってますから、道場へ行ってみましょうか」

山田婦長にうながされ、いったん病棟を出た。喫茶店と駐車場をはさんで二階建ての建物があり、一階が漢方薬の調剤所と事務局、二階に上がると、そこが四十八畳敷きの道場だった。どこか病棟の一室ででも気功をするのかと思っていたが、これは本格的な道場だ。日本で唯一、道場つきガン病院なのである。青畳のうえで、二十人余りの患者が輪になっていた。抗ガン剤の副作用で髪が抜けたのか、帽子をかぶった若い女性から、腰に点滴の袋をぶら下げた老年の男性まで、さまざまな年齢の患者たちだ。彼らの輪の中の中年の男性指導員が声をかける。

「左足のかかとから爪先へゆっくり下ろして、まっすぐ前へ。はい、左、右、左、右。左足を出すとき、鼻から息を吸い、右足を出すときも、鼻から息を吸います」

声に合わせて、患者たちはゆっくり歩きながら、腕を左右に振る。歩いては止まり、また、歩いては止まる。輪になった盆踊りのようだ。動きが手慣れた患者もいれば、入院してまもないの

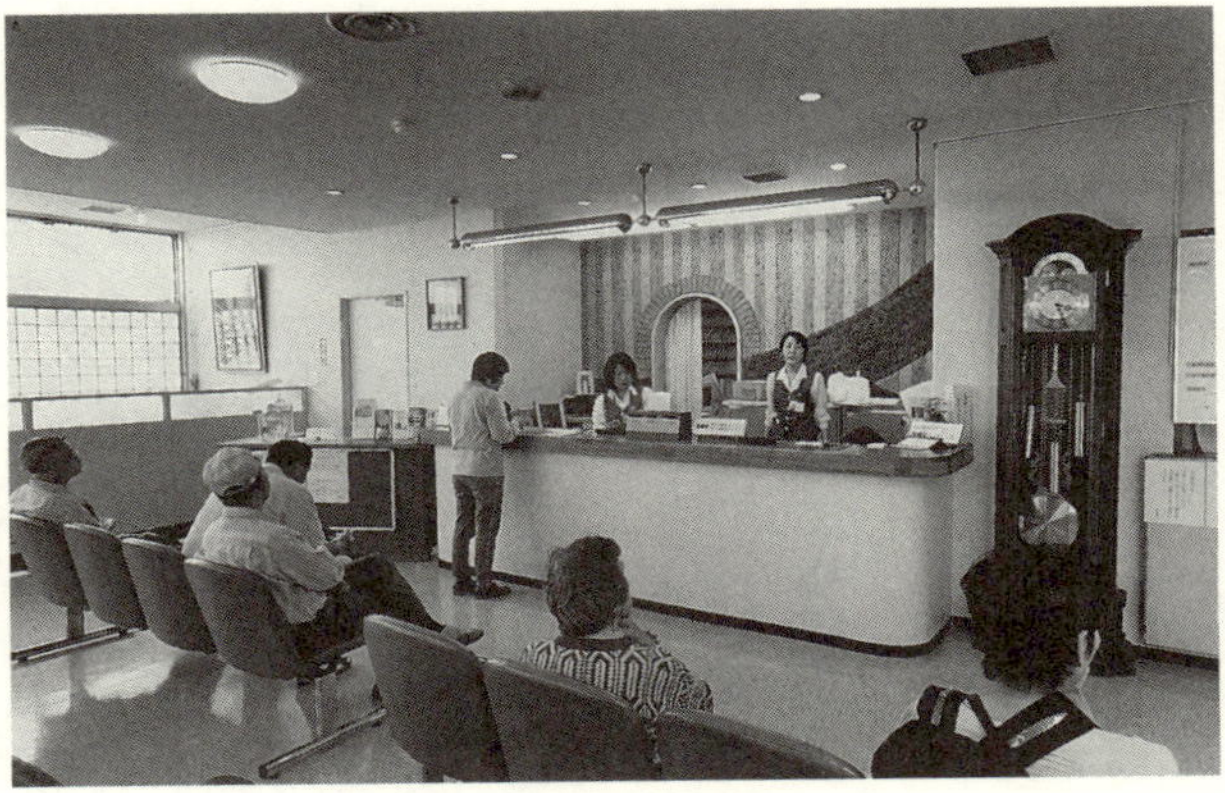

帯津三敬病院の診療科目は外科、整形外科、消化器科、循環器科、リウマチ科、リハビリテーション科。ガン治療だけではなく、地域の総合病院としての役割も果たしている。

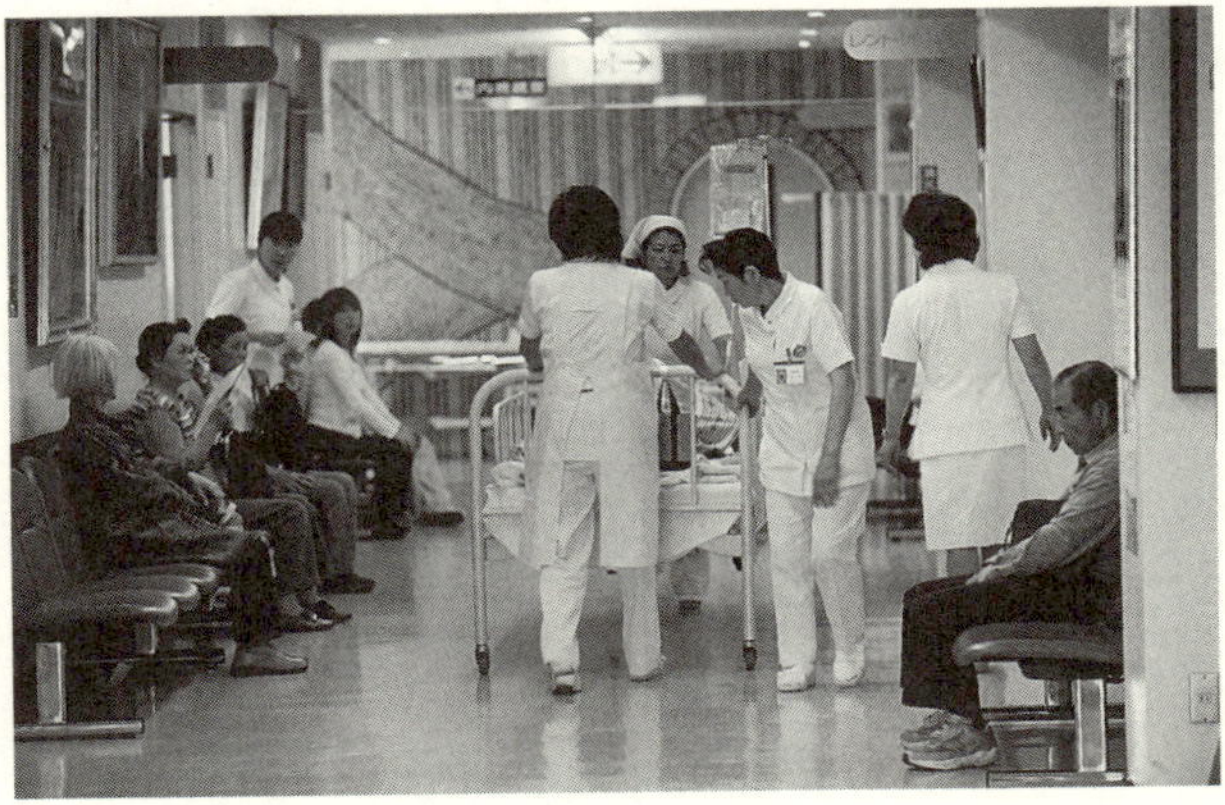

か、ぎこちなく前の人の動きをまねている患者もいるが、どの患者も実に真剣な表情だった。山田婦長が小声で説明してくれる。「これは郭林新気功といって、中国の郭林さんという人が考案し、これによって自分のガンを治した気功で、歩功、歩く気功です。たくさんある気功法のなかでも新しく、ごく簡単なものですね」

この道場では朝、昼、夕にわたって、各種の気功をはじめ、太極拳、呼吸法などが行なわれているという。これが帯津三敬病院の最大の特徴であり、看板でもあるようだ。少し見学しただけではなんとも言えないが、正直なところ、こんなものが果たしてガンの治療に役立つのだろうか、そういう疑問を感じた。ただ、それを口にできないような、真剣で張りつめた空気が道場にみなぎっていた。

ガンはその人全体の病気

病院施設をひとわたり見学したあと、山田婦長が「もうすぐ、帯津先生の外来診察が終わりますから、名誉院長室でお待ちください」と言い、一階の奥まった部屋へ案内された。草柳対談の折りには院長だった帯津医師は、病院内外での活動がより多忙になり、その後、院長職を譲って名誉院長に就いたが、病院のトップであることには変わりない。

名誉院長室というからには、さぞいかめしい部屋と想像したが、これがまったくの正反対だった。十畳ほどの広さに、夥しい本やファイルが山のように積まれている。机の上も本と書類の山、その机の前に応接セットらしきものがあるが、そこにも英語や中国語の医学書、医学誌などが積み重なっている。早くいえば乱雑な書斎か物置きふう、帯津医師の飾らない性格を物語っているようだ。

座る場所もないのでドアの側で立って待っていると、帯津医師が「やあ、お待たせしました」と言いながら部屋に入ってきた。以前の対談のときと同じく素足にサンダル、長袖が半袖に変わってはいるが、やはり柄もののシャツ姿である。そんな格好で診察していたのかと驚き、「先生、白衣は着ないんですか」と尋ねると、「似合わないんですよ、わたし」と照れくさそうな笑顔で答えた。

あとで山田婦長に尋ねると、「白衣は医者の象徴ですけど、患者さんによけいな威圧感を与えてはいけないといって、病院をつくった最初から、帯津先生は白衣を着ないんですよ」。この理由を自分から口にしないのが、いかにも帯津医師らしい。

「すみませんね、散らかしっぱなしで」と言いながら、ソファの上の本を帯津医師が片づけてくれ、ようやく座る場所ができた。「病院を見てまわられて、どうでしたか？　よその病院と違うものをなにか感じました？」と問われ、「ガン病棟特有の重苦しさや暗さをあまり感じませんね」と答えた。帯津医師は相好を崩し、「よく、そういわれるんですよ。うちの患者さんはみなさん、前向きですからね」。ただ、各検査室や手術室など、西洋医学そのものの病棟と、一階に漢方薬調剤所、二階に道場がある別棟とがあまりにかけ離れた不思議な印象があり、それを率直に口にしてみた。帯津医師は「そうでしょうね、とまどうかもしれませんね」と、にこにこ笑いながら答えた。「私が目ざしているのは、ホリスティック医学にもとづく医療なんです」

ホリスティック医学は、草柳対談の折りにも話題にのぼったので、私もおおよそのことは理解していた。一九六〇年代のアメリカで起こった新しい医学観で、従来の西洋医学が、人間の体の部分のみを機械工学的にとらえて治療するのに対し、人間をまるごと、心もふくめて全人的にとらえようというものだ。そのため、治療にも西洋医学以外の代替療法を積極的に取り入れる。八〇年代に日本にもその考えが入ってきて、日本ホリスティック医学協会が発足、帯津医師は現在、その会長も務めている。

「この百年の西洋医学の進歩は、たしかにすばらしいものがありますが、機械工学的、化学的な方向だけに進んできて、ガンに対してもそれで片づけようとする。ガン細胞を全滅させればいいんだという考え方ですが、それでは解決しないのがガンなんですね。私はガンを部分の病気ではなく、その人の全体の病気だととらえてるんです。細胞の一部が壊れてそこにガンの塊ができたというだけじゃなく、その人のボディ、マインド、スピリット、つまり体にも心にも気にも、すべてに歪みがきた結果がガンという病気だと思ってるんです。ですから、治療も全体に働きかけるという、ホリスティックな考えで行なっているわけです」

帯津医師の話を聞きながら、ふと思い出した人物がいる。日本で初めて心臓移植手術を行なった和田寿郎医師である。札幌医科大学胸部外科の教授だった和田医師は、一九六八年、心臓肥大の十八歳の患者に、水死による「脳死」状態の青年の心臓を移植した。患者は八十三日目に死去し、ドナーの死の判定や、移植の是非をめぐって社会的な論議がまきおこった。和田教授は殺人罪で告発され、不起訴にはなったが、以後、九七年に臓器移植法が施行されるまで、脳死移植は長く凍結されることになった。

もう十数年前になるが、私はその和田医師に取材したことがある。当時、和田医師は東京女子医大に移っており、東京の自宅でのインタビューだった。二十年近くも前の移植手術に触れると、和田医師は「あれは絶対に正しかったんだ」と激しい口調になり、「だれもやらないんなら、二例目も私がやるつもりで、東京の高速道路で事故死した若者を、病院へ運んでもらうよう依頼したんだ」と言った。すでに老境といってもいい年齢だった和田医師が、どこまで本気でそう言ったのか定かではないが、そのあと氏が言い放った言葉はいまも鮮明に覚えている。

「人間の体はパーツでできているんだよ。どこかのパーツが故障すれば修理するし、それでもダメなら、新しいのに取り替えるのが当然じゃないか」

人間を機械工学的にとらえる典型である。移植手術が必要な患者がいることは事実だが、「人間の体はパーツでできている」と断言されると、抵抗を感じる。和田医師の言葉を聞きながら、人間はロボットじゃないと言い返したくなったものだった。和田医師は西洋医学のなかでも極端なのだろうが、それと正反対の立場、患者の病んだ臓器だけでなく、心もふくめ全人的に見ようという立場に立つのが帯津医師なのである。

「何でもあり」でガンと闘う

では、人間まるごとのホリスティック医学の治療として、帯津三敬病院ではどんなガン治療法が行なわれているのか。これが実に多種多様で、メモをとるのも追いつかないほどだった。帯津医師はボディ（体）、マインド（心）、スピリット（気）に分けて、それぞれ主な治療法を説明してくれた。具体的な内容については後述するとして、まず全体を見渡すために列挙してみる。

最初の「体」に対する治療法は、基本的に西洋医学が担う。西洋医学では「手術・化学療法（抗ガン剤）・放射線療法」がガンの三大治療法とされている。帯津三敬病院では、これらによる治療も行なう（放射線療法は大規模設備が必要なため、埼玉医科大学と提携し、治療を依頼している。また、帯津医師がかつて勤務していた都立駒込病院の化学療法科とも提携関係にある）。

代替医療関係者のなかには、西洋医学を毛嫌いし、全面拒否する例もあるが、帯津医師にはそんな頑迷さはない。人間まるごと治療の一環として、必要なものは取り入れる。ただ、患者の意思を優先し、手術や抗ガン剤を拒む人には、別の治療法を提案するという。

他の「体」に対する療法として、たとえば丸山ワクチン、蓮見ワクチン、ビタミンC大量摂取療法、リンパ球療法などの免疫療法がある。特殊な療法として、カナダで開発された714Xという免疫活性化の注射治療もある。また、健康食品についても、たいがいの病院の医師は「そんなもの、効かない」と切り捨てるが、帯津医師は害がないかぎり「いいと思うものはどんどん試してください」と勧める。患者が自分で持ち込む民間療法も多く、古くから知られるビワの葉温灸も、この病院の人気療法のひとつだという。

つぎに「心」に対する治療。これも実にさまざまで、心理療法士によるカウンセリングやイメージ療法、音楽療法、アロマセラピー、アートセラピーなどが行なわれている。たとえばイメージ療法は、快いイメージの誘導によってストレスを軽減し、免疫力や自然治癒力を高めていくもので、個別指導のほかグループ療法も行なわれる。また、ガン患者の家族を対象にしたイメージ療法も定期的に実施されている。さらに、まだ治験中だが、筑波大学との協力によって、「SAT」という最新のイメージ療法にも取り組んでいる。

そして「気」に対する治療だが、この「気」という概念は、西洋医学になじんだ私たちには理解しにくい。帯津医師は「簡単にいえば、体と心を結びつけ、生命活動を円滑に行なうためのエネルギー」と言う。この「気」に対する治療が、帯津三敬病院の看板でもある気功（太極拳、呼吸法もふくむ）、漢方薬、鍼灸、食養生などである。これらは中国医学にもとづくもので、ガンを体全体の秩序の乱れととらえ、その秩序を回復することを目的とする。先ほども記したように、気功は日曜祭日を除く毎日の朝、昼、夕と患者たちが集団で練功し、月に一度は病院の外での早朝練功も行なわれる。

漢方薬については、入院ガン患者のほとんどが服用し、退院後も継続する例が多いという。全国から患者が集まるため、退院した遠方の患者には、定期的に漢方薬を送っている。また、ガンによる痛みや発熱、しびれなどの症状を軽減し、治療効果を高めるものとして鍼灸があり、食養生では、二十年間の経験をもとにした独自の食事療法が実施されている。入院患者の朝食は漢方粥、昼と夕は玄米菜食で、日替りメニュー。さらに、ガン患者の場合、入院中はもちろん、再発予防のために退院後の食生活も非常に大切で、その食事指導も行なう。これを担当しているのがベストセラー『粗食のすすめ』の著者・幕内秀夫管理栄養士である。

そして、「体」と「気」の双方に働きかけるものとしてホメオパシー療法がある。これはヨーロッパの伝統医療で、近年、癒しの療法として再登場してきたものだ。帯津医師は「ホリスティック医療の将来のエース」として、これに期待していると言う。

こうして並べてみると、まさに「何でもあり」の感がする。この病院の患者が忙しいのも分かる。だが、相手はガンなのだ。治療法が多ければいいというものじゃないのでは、と失礼を承知で疑問を呈してみた。帯津医師は相変わらず笑顔でこう言った。

「いや、ガンと闘う戦術というか、選択肢はできるだけたくさんあったほうがいいんですよ。いろんな組み合わせができますし、ひとつの治療法に効果がなくても、まだ別の治療法があるというのは、患者さんには希望の灯なんです。その灯を消さないのがガン治療だと、私は思ってるんですよ」

〝奇跡〟の回復例

では、ありとあらゆる治療法を取り入れている帯津三敬病院では、実際にガン患者にどんな治療効果が現れているのか。これについて、帯津医師自身が著書の中で幾人かの顕著な症例を取り上げ記しているが、これが驚くべき内容なのである。どれも西洋医学の常識では、〝奇跡〟と呼ぶしかないような例ばかりなのだ。いくつか引用してみる。

「私の患者さんでこういう人がいます。大腸ガンをわずらっている六十歳の男性で、Nさんといいます。／（改行、以下同）Nさんが私の病院を訪れたのは三年前でした。その少し前に、ある大きな病院で大腸ガンの手術を受けていたのですが、そのときすでに肝臓に転移が見られたので、大腸ガンを切除すると同時に、抗ガン剤を後日繰り返して注入するようにと、肝臓の動脈にチューブを埋め込みました。

術後、そのチューブに抗ガン剤を注入したのですが、副作用が強く、一回で中止してしまいました。つまり、ガン治療の戦術が一つ減ってしまったのです。そこで、新しい戦術を求めて私の病院にやってきたのでした。

『手術がすんだ日に、家内が先生に呼ばれて、治療をしてもあと六カ月の命でしょうといわれたそうです。私たち夫婦は、何事も隠しごとをしない主義でこれまでやってきましたので、今度も、このことは家内から知らされました。いろいろやり残していることもありますし、六カ月ではいかにも短いので、すこしでも延命をはかるために、何かできることはないかと思って、ここにやってきました』ということで、食事指導や気功のオリエンテーションを行い、漢方薬を処方しました。／それから三年が経過しました。Nさんは相変わらず、にこにこして私の前に現れます。触診では肝臓が大きく、ごつごつと触れますし、エコー検査でも転移巣が何個も見られます。しかし、食欲も排便も良好で、痛みなどもなく、いたって健康なのです。

『いやー、六カ月といわれましたが、ついに三年をクリアしました。これも先生のおかげです。ありがとうございます』と頭を下げられて、なんとも面映い気持ちです。

なぜなら、三年をクリアしたのは、けっして私の力とはいえないからです。漢方薬が効いたのかもしれません。気功もよかったのでしょう。一回で中止したとはいえ、抗ガン剤の注入がよかったのかもしれません。なんだかわからないというのが正直なところです」（『身近な人がガンになったとき何をなすべきか』講談社刊）

つぎも大腸ガン患者で、六十二歳の女性。

「Cさんは九六年七月に腸閉塞をおこし、ある大学病院で緊急手術を受けました。開腹するとS

字結腸ガンで、すでに肝臓へ転移していることがわかりました。

緊急手術という性格上、また転移が複数箇所あったことから、そのときは肝臓に対する特別な処置はせず、まずガン腫を含めた大腸を切除して、吻合術を行ったのです。これは常識的な判断といえるでしょう。

緊急で手術を行う場合、吻合した箇所の治癒能力が低く、ほころぶことがよくあります。ほころぶと腸の内容物が腹腔内にこぼれて腹膜炎を発症する可能性があるので、その予防のために吻合部にドレーンという管を入れておきます。

Cさんの場合も当然のことながらドレーンを入れましたが、不運にも懸念が現実になってしまい、吻合部がほころびてしまいました。腹膜炎に至らなかったのはドレーンのおかげですが、ドレーンからはいつまでも血膿の混じった汚い液が出てきます。毎日ドレーンを洗浄して少しでもきれいにし、ほころびが治るのを気長に待つしかありません。Cさんのほころびは大きかったため、状態はなかなか改善されませんでした。

無為に時間が過ぎていくことを家族が心配し、私の病院に相談に訪れたのがきっかけで、その年の八月、Cさんは転院してきました。転院してきた直後のCさんは、どこか浮かない表情でした。というのも、口から食物を摂取できないので、中心静脈栄養と呼ばれる、カテーテルを通した点滴を受けなくてはなりません。毎日のドレーン洗浄もストレスになります。微熱も出ます。これではそうそう明るい気持ちでいられるはずもないでしょう。

Cさんの場合、肝臓の転移巣の増殖を防ぐために、早急に自然治癒力を高める必要に迫られていました。そこで、ビタミンCの大量点滴と丸山ワクチンを開始しました。すると嬉しいことに、予想よりはるかに短期間で、ほころびが完治したのです。ようやくドレーンを取って、ふつうに食事できるようになったのでした。

Cさんの顔に、久しぶりに笑みが戻りました。漢方薬投与も始め、カテーテルも抜去できました。そしてすっかり身軽になったCさんは、堰を切ったように気功に取り組み始めたのです。道場で開かれるありとあらゆる功法のクラスに、Cさんは出席しました。その後、体調はめきめき回復しています。肝臓の転移巣も消えたわけではありませんが、目立った進行はありません。入院からおよそ二カ月で、退院の運びとなったのです。

ただ、退院後も病院の道場で気功を続けたいと考えたCさんは、退院を機に病院近くにアパートを借りました。しばらくはそこを生活の本拠にし、養生しようというわけです。

すでに手術から二年以上が経過しますが、Cさんは今も頻繁に道場に姿を見せてくれます。気功のほかには、外来でビタミンCの大量点滴、丸山ワクチン、漢方薬の投与を受けていますが、そのほかの治療法には見向きもしません。腫瘍マーカーが上昇したときなど、私はつい『治療戦略を見直しましょうか』と声をかけるのですが、にっこり笑って、

『いえ、今のままで充分ですよ。体調もまあまあですし、大学病院であと三カ月の生命と宣告されたときのことを思えば、もう充分もとを取っていますから』

と、少しも動じる気配がありません。また最近も、次のようなことをいっていました。『ガン細胞も、私の身の内にできたものです。一つ残らず抹殺することは不可能ですし、またそうしたいとも思いません。生老病死は自然の営みと思えば、気が楽になります。／今はおまけの人生ですから、イヤなことはしない、ときどき気功をする、絵を描くといった、気ままな暮らしをしています。体調がそれほど悪くないのは、生活スタイルをガラリと変えて、ストレスを減らしたからかもしれません』

Cさんはガン発病の遠因を、十年前のご主人の突然死と考えています。

『ガンになるのは発ガン物質だけでなく、ストレスの影響が大きいと思います。患者どうし心を開いて話し合うと、ほとんどの人が原因となるようなストレスに思い当たるといいます。私の場合、それは主人の死でした。心の準備をする余裕もなく急に逝ってしまったので、私は大きなショックを受け、その後三年間は茫然自失していました。実のところ、主人が亡くなってから、私にはどうしても長生きしたいという執着がないのです。

もっとも、大学病院で突然〈余命三カ月〉と告げられたときは、頭の中が真っ白になりました。告知後の大学病院の対応は、ひどいものでした。精神的ケアが、まったくなかったのです。きれいな設備の整った病院でしたが、病室で一人横たわっていると、まるで棺桶に入っているような気分になりました。担当医が無神経で、そりが合わなかったこともあり、私は転院を決めました』（中略）

Cさんのように、治す意志をもちつつ生に執着しない心のあり方は、自然治癒力をスムーズに働かせるには最も適しています。／Cさんはガンでさえ敵と見なしていません。それは、呼吸を通してあらゆる存在と一体となろうとする気功の極致にも通じるものがあります」（『気功的人間になりませんか』風雲舎刊）

長々と引用したが、この二例とも、西洋医学によって「余命」を告げられたあとの、信じがたいような回復例である。不思議としかいいようがないが、「末期ガンでもあきらめることはない」、帯津医師がそう語る根拠はこういうところにあるのだろう。

「証明なんてできない」

もうひとつの症例も引用したい。これも信じがたく〝奇跡〟とでも呼ぶしかないような例だ。三十九歳の女性肺ガン患者である。

「Dさんがはじめて私の病院にやって来たのは、九五年五月のことでした。肺ガンの診断が確定したのはほんの三カ月前でしたが、すでに手術ができないほど悪化しており、化学療法を受けた後での来院です。診察室に現れたDさんは、

『化学療法を受けましたが、副作用が大変なだけで効果がほとんど上がらないのです。また今後

の方針もはっきり打ち出せないといわれましたので、ほかにできることはないかと思ってここに来ました』

と、いかにも暗い表情です。しかも、幼児三人を抱えた主婦だから入院は無理という話でしたので、外来で漢方薬処方、食事療法、気功に取り組むことにしました。／もっとも、入院が無理なのと同じ理由で、食事療法と気功はほとんどできなかったようです。つまり、Dさんがきちんと取り組むことができたのは、漢方薬治療だけだったのです。

それでも症状に目立った進行はなく、なんとか小康を得て二年が経過しました。私にとっては嬉しい予想外れでした。ところが九七年八月に突然、左胸水の貯溜による呼吸困難のため緊急入院となったのです。検査してみると腫瘍の増大も認められ、相当な悪化です。あれほどの小康がどうして一気に崩れたのか、いぶかりながら応急処置をしたところ、少し落ち着きを取り戻しました。

すると、なんとハワイに行きたいといいだしたのです。もちろん誰が見ても、とても飛行機に乗れる状態ではありません。せめてもう少し回復するのを待つよう勧めても、まったく聞き入れてくれません。ハワイ旅行は、緊急入院の前にお子さんたちと約束していたといいます。お子さんたちの楽しみを無にするのが、Dさんには忍びなかったのでしょう。Dさんは『向こうで倒れたとしても、それはそのときのことですから、どうぞ行かせてください』といい募りました。そこまで決心が固いならと思った私は、結局押し切られたようなかたちで、退院を許可したのです。

しかし、不安は的中しました。ホノルル到着と同時に、現地の病院に入院です。そして、本人から私のもとに、『応急処置をしていただいたら、容態は少し落ち着きました。すぐに帰国しますので、病室を空けておいてください』という電話が入りました。

空港から病院に直行したDさんは、旅行前より悪化しています。胸水のみならず腹水も見られ、下半身には浮腫もあります。呼吸困難と背痛も半端ではありません。とても食事どころではないので、中心静脈栄養のカテーテルを入れ、トイレもベッドでという有り様でした。

ところが、ある朝私が道場に行くと、彼女が練功に参加しているではありませんか。点滴台と一緒に壁際に立っていたのですが、道場まで来られたというだけでも驚きです。

私が思わず『Dさん、大丈夫?』と声をかけると、『はい、大丈夫です』とにっこり笑いました。/その日の功法が何であったか忘れましたが、とにかく彼女は最後まで参加しました。しかし、その後が問題です。終わったとたん、畳の上に崩れ落ちたのです。周囲の仲間はもちろん、私も駆け寄りました。とっさに息があるかどうかを確認しましたが、とりあえず生きているようです。脈もそれほど弱くなく、本人も『しばらくじっとしていれば大丈夫』というので、私はひとまず安心しました。

その日の病棟回診のとき、私はDさんにいいました。

『Dさん、ダメだよ、無理しちゃ。道場に来るのは、もっと体力がついてからだよ』

すると彼女は、キッと私をにらんでいうのです。

『先生、私は死ぬわけにはいかないんです。小さな子どもたちがいるんです！』

あまりの気迫に、私は負けました。

次の日もDさんは道場に現れ、気功が終わると畳の上に崩れ落ちました。私ははらはらしていましたが、連日そうして気功を続けるうち、Dさんの姿勢は次第にしっかりしてきて、階段を上がる速度も増していきました。ひと安心というところですが、下半身のむくみは相変わらずです。するとある日、ベッドサイドに見慣れない真新しいバケツが置いてあるではありませんか。中にはこれまた、新鮮な粗塩が入っています。いぶかしく思った私が『これなあに』と尋ねると、Dさんはすまして『この中に足を入れて揉むんです』と答えました。

『へえ、何にいいの』

『むくみがとれるって、勧められたんです』

Dさんは、粗塩療法に熱心に取り組んだようです。そうこうしているうちに、むくみは次第に小さくなり、とうとう完全にとれてしまいました。そして、中心静脈栄養も必要なくなって、軽やかな足取りで道場に現れるようになったのです。もちろん、崩れ落ちるどころではありません。

顕著な回復ぶりを目の当たりにして、同室の患者さんたちはいっせいにバケツと粗塩を用意しました。斡旋役は、もちろんDさんです。それからというもの、私はDさんを『D塩店』と呼ぶことにしました。

嬉しいことに、Dさんは九八年二月、笑顔で退院していきました。退院後しばらくして彼女と外来のロビーですれ違ったとき、『D塩店はまだやっていますか』と尋ねる私に、『はい、やってまーす!』という元気な声が返ってきました。(中略)

Dさんの場合、どの治療法が効いたのかというより、『子どもがいるから死ねない!』という気迫が、回復の基礎になったような気がしてなりません。また、Dさんの場合、気功がその気迫をいっそう引き出す効果があったように感じます」(前出『気功的人間になりませんか』)

手術ができないほど進行していた肺ガン患者が、ここまで回復したという。「手術しなければ余命一年」と宣告されたガン患者が、手術を受けずに他の治療法で一年以上生存するという例は、一般病院でも見られる。だが、Dさんのような例はきわめて稀だろう。前二例もそうだが、これを読んだとき、正直、私は半信半疑だった。本に書かれているかぎりでは、このDさんの治療法といえば、漢方薬と気功、それに塩揉みという、わけの分からないものしかない。そんなもので、西洋医学から見放されたガン患者が、本当に回復するのだろうか。

これらの回復症例を、帯津医師は学会などで正式に発表してはいないという。そこで、私自身で確かめるため、「このDさんに取材させてくれませんか」と頼んだ。帯津医師の答えはこうだった。

「残念なことですが、Dさんは昨年、亡くなったんです。でも、この病院に来て六年近く、彼女はみごとに生きました。彼女がガンに負けたとは、私、思ってないんですよ」

ガンの部位にもよるが、治療が開始されてから五年間生存した患者は、普通、治癒例とみなされる。その後亡くなったとはいえDさんは、絶望的だった状態を乗り越え、いったんは治癒したといっていいだろう。驚異的なことだ。他の症例もふくめて専門学会でまとめて発表すれば、医学界に大きな波紋を呼ぶにちがいない。「どうして学会発表しないんですか」と勢い込んで言う私に、帯津医師は微笑しながら答えた。

「そんなことをしても、統計処理をしたのか、薬効評価はどうなのか、それを証明しろといわれるだけです。うちの患者さんはいろんな治療をやってますから、どれがどう効果があったのか私にもわかりません。証明なんてできないし、するつもりもないですね。そんなヒマがあれば、一人でも多くの患者さんを良くしたいですよ」

そう言ったあと、自分自身に語るような口調で続けた。

「本に書いたのは、私も驚くほどの著しい回復をした例です。もちろん、そこまで回復しないうちに、亡くなる患者さんもたくさんいます。ガンというのは、実に個性的な病気なんですよ。同じ部位の同じような進行度のガンでも、患者さんによって違う経過をたどるんです。患者さんの心のあり方、病気への対し方で、ずいぶん変わってきます。

それと、ガン治療というのは〝場〟の営みだと、私は思っているんです。患者さんを中心に、家族や友人、そして医者、看護婦、薬剤師など医療スタッフ、これら全員が志をひとつにしてガンと闘う〝場〟をつくる。その場のエネルギーを絶えず高めていくことが本当のホリスティック医療だと思うんです。うちの病院でそれが完全に実現しているとはいえませんが、常にそうありたいと努力しているつもりです。そんな中から、本に書いたような劇的な回復例も少なからず出てきて、それが他の患者さんたちの励みになってるんですよ。科学的な証明なんてできませんが、私にとっても自分のやっていることが、まちがってないという自信にもつながりますね」

ガン治療という困難な現場に日々立っている人の率直な思いが、言葉の端々から伝わってきた。私はその治療現場をぜひ、自分の目で見てみたいと思った。数えきれないほどの治療法が実践されているこの病院で、すべてに立ち会うのは無理な話だが、帯津医師に密着取材をすれば、何かが見えてくるかもしれない。〝奇跡〟の起きるこの不思議な病院でのガン治療入門である。

第二章　ガン代替治療入門

気功を初体験

午前六時半、川越駅近くのビジネスホテルを出た。猛暑はまだ続いていたが、この時刻はさすがに涼しい。さわやかな風を受けながら川越駅まで歩き、病院へ向かった。

帯津三敬病院の一日の始まりである朝の気功は、帯津医師自身が指導する。それに初めて参加したあと、帯津医師の診察の様子を取材する予定にしていた。ただ、気功の開始は午前七時半、私は神奈川県の県央部に住んでおり、病院までは乗り換えを入れて三時間近くかかる。始発の電車に乗っても間に合うかどうか分からず、前夜、ビジネスホテルに一泊したのだ。

七時過ぎには病院に着き、名誉院長室へ挨拶に行った。部屋の机に向かい、帯津医師がなにか書きものをしていた。約百人いる職員のなかで、だれより早く出勤するのが病院トップの氏である。毎朝六時半に病院に着き、自室の隅にある神棚に手を合わせ、水と塩を取り替えることから帯津医師の病院での一日が始まる。そのあと、「患者さんたちが良くなりますように」と念じながら、江戸時代の禅師・白隠(丹田呼吸法の創始者)の「延命十句観音経」をとなえる。

このあたりからすでに、普通の医者とはかなり趣きがちがうが、それを終えると、気功が始まるまで急ぎの原稿や手紙の返事を書く。退院した患者や、亡くなった患者の家族から毎日のように手紙が届く。ほとんどが感謝の礼状だが、なかには恨みごとをつらねたものもある。それらすべてに帯津医師は、必ず返事を書くという。

仕事の邪魔をしてはいけないので、帯津医師に挨拶だけして道場へ向かった。すでに十人余りの患者が集まり、車座になって談笑していた。やはり若い女性から老年男性までさまざまな患者だ。彼らに会釈しながら、私は少し緊張ぎみに道場の隅のほうに座った。ガンと闘うため、早朝からこうして集まっている人たちを前に、取材とはいえ、健康な自分が闖入者のように思えたのだ。ふと見ると、私とは反対側の隅に、同じように緊張した面持ちの三人連れがいた。中年の夫婦と、その娘さんのようだ。私同様、初めて気功に参加するのかもしれない。

つぎつぎに患者が増えて、三十人ほどになった。そのうちの七十歳前後の女性は、二階にある道場まで階段を上がってくるだけで息を切らしたのか、壁にもたれてぺたんと座り込んだ。やがて七時半ちょうど、帯津医師が「おはようございます」と姿を見せた。患者たちは立ち上がり、横長に並んだ。帯津医師は壁にもたれたままの女性患者に「Aさん、無理しないで、座ったまま、手だけ動かせばいいですからね」と声をかけてから、

「じゃ、始めましょう。いつもいってますが、気功も呼吸法も基本は同じで、体をととのえ、息をととのえ、心をととのえる調身、調息、調心です。そして、最終的には虚空と一体になることを目的にしています。まず、予備功からやります」

この「虚空」や、あとに出てくる「体の中の空間」などの言葉は、帯津医師の医療観を表わす

独自の表現なのだが、初めて耳にしたときは、やはり違和感があった。虚空と一体になる……どうすればいいんだ、そう思いながら、横目で隣をうかがった。初老の男性患者だが、帯津医師の言葉にウンウンとうなずいていた。聞き慣れているのだろう。

帯津医師の指示に従いながら、腕を上げ下げしたり、肩や腰を軽く叩いたり、頭をもみ、首をまわす。予備功は体をほぐすための軽いストレッチ運動のようなものだ。壁にもたれた女性患者はと見ると、帯津医師のほうをじっとみつめながら、手だけをひらひら動かしている。予備功を終えると本功だが、気功には何百というさまざまな功法があり、この朝は静功、座って深呼吸を繰り返すものだった。

「楽な姿勢で座ってください。疲れた人は足を投げ出してもいいですよ。座ったら、目をつぶってください。目をつぶって、自分の体の中をイメージします。そこに空間があって、そのエネルギーの情報を吐く息に乗せて虚空に伝え、吸う息で虚空のエネルギーの情報をこっちにもらいます。二十分間ですから、すぐに終わります。その間、呼吸に集中するのが一番いいんですが、たいてい雑念が入ってきます。でも、それはそれでいいですから、気にしないでください。慣れてくれば雑念が入らないようになり、それが虚空と一体になる入口です。虚空をイメージしやすくするため、音楽を流します。これは中国の気功の団体が使っている音楽で、宇宙ができる前を表わしたものです」

よく通る声でそう説明し、帯津医師は窓のカーテンを閉めた。薄暗くなった道場に、ラジカセ

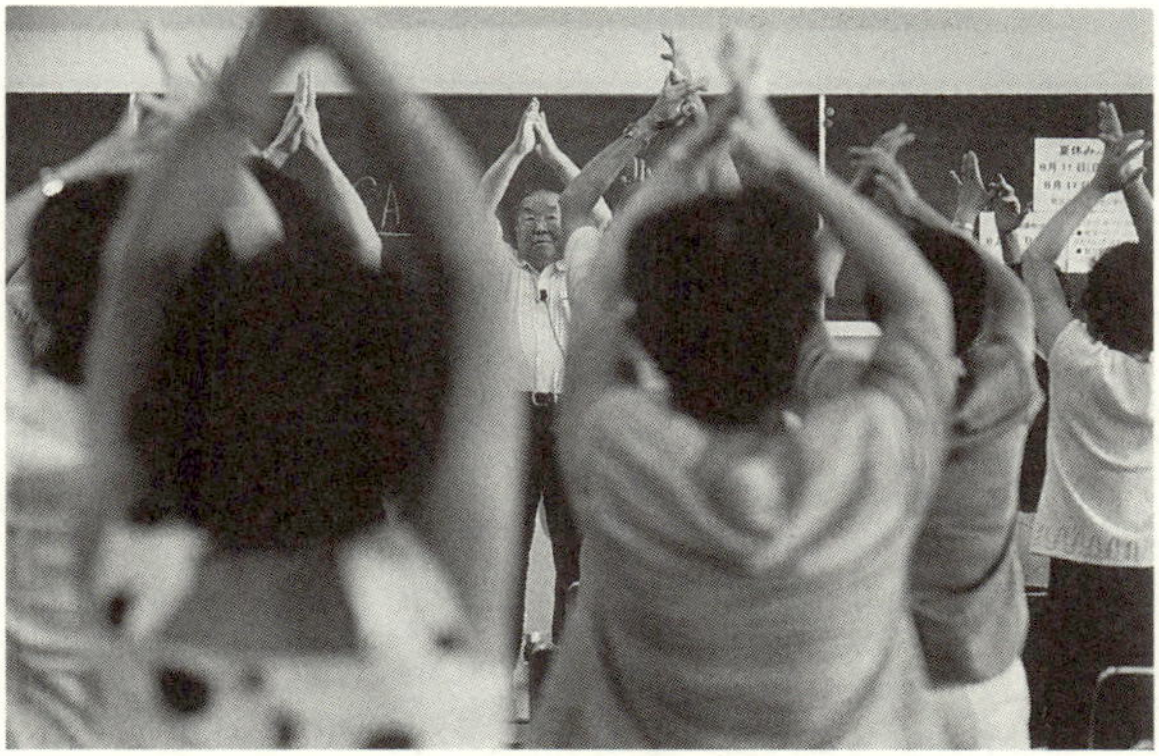

帯津名誉院長が考案した立って行う呼吸法「時空」
朝日カルチャーセンターにて。

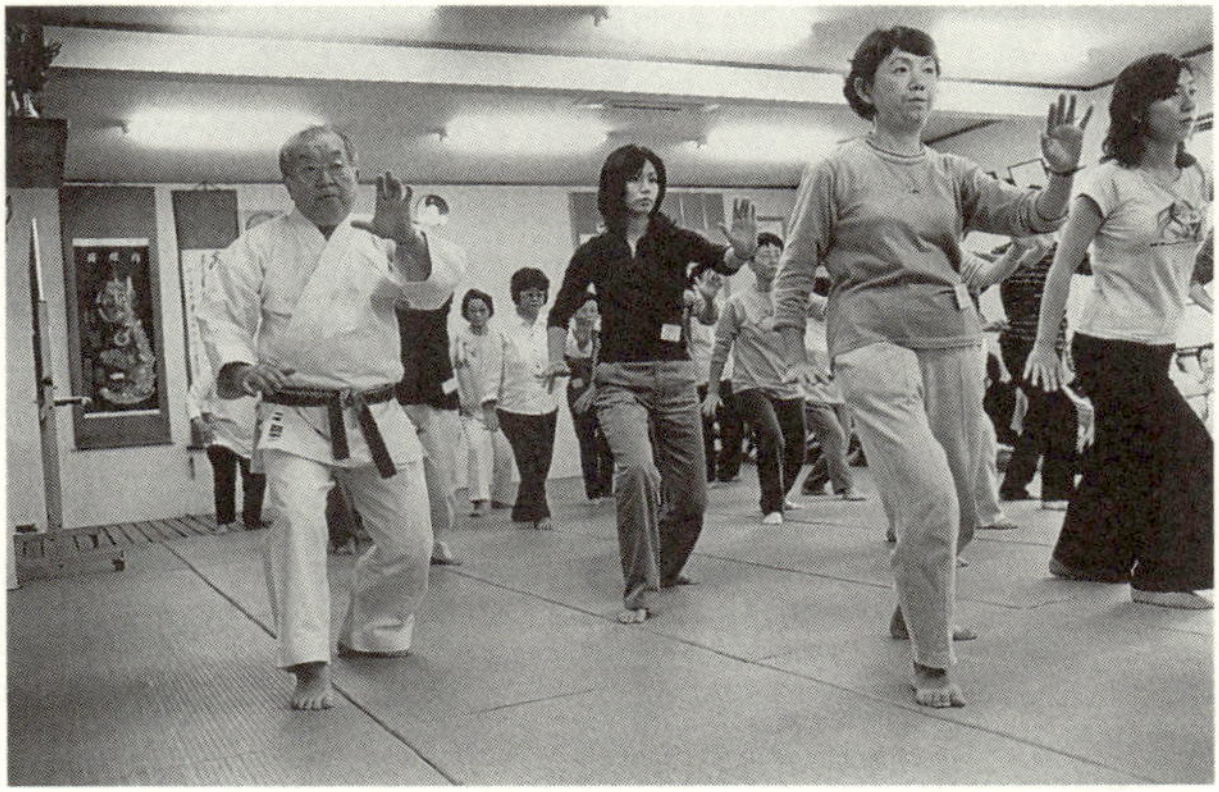

病院の道場では朝、昼、夕に気功や太極拳の講習が
行われる。週一回は一般の人をまじえた二十一世紀
養生塾も。写真は二十一世紀養生塾にて。

から幻想的なメロディとカン高い中国語の歌が流れ始めた。私も目を閉じ、音楽に耳をすました。ガン治療というより、なにか宗教的な儀式でもしているような感じだ。そんな雑念を振り払い、しばらく目を閉じたまま、呼吸に意識を集中してみた。ゆっくりと息を吸い、ゆっくりと吐く。普段は無意識にしている呼吸を、意識的に繰り返していると、たしかに吸った息が体内をまわり、出ていく感じがわかる。ただ、いかんせん初挑戦では、「体の中の空間」も「虚空」もさっぱりイメージできない。

そっと目をあけ、まわりをうかがった。道場の一方の壁が鏡張りになっていて、全体がぼんやりと見渡せる。患者たちに向かい合う帯津医師をはじめ、全員が姿勢をただし、目を閉じたままゆっくりと深い呼吸を繰り返している。気のせいか、まわりの人の吐く息が聞こえるようだ。道場と細い道を隔ててJRの線路があり、時折、窓の外を電車がけたたましい音をたてながら通り過ぎるが、帯津医師も患者たちも身じろぎもしない。この時刻なら、電車は通勤客で満員だろう。職場へ向かう健康な人たちと、こうして道ひとつ隔てたここで、薄暗い道場に座り、幻想的な音楽を聞きながら深い呼吸を繰り返すガン患者たち。その対比が生々しく迫ってきた。

やがて音楽が終わり、「はい、ゆっくりと目をあけてください」と帯津医師の声が聞こえ、カーテンが開けられた。道場が明るくなり、さらに窓が開けられると、たちこめていた空気と入れ代わるようにさわやかな風が吹き込んできた。私自身は治療を体験したというより、何かよくわからない濃密な時間を過ごした感じだったが、患者たちの表情は、心なしか練功前よりゆったり

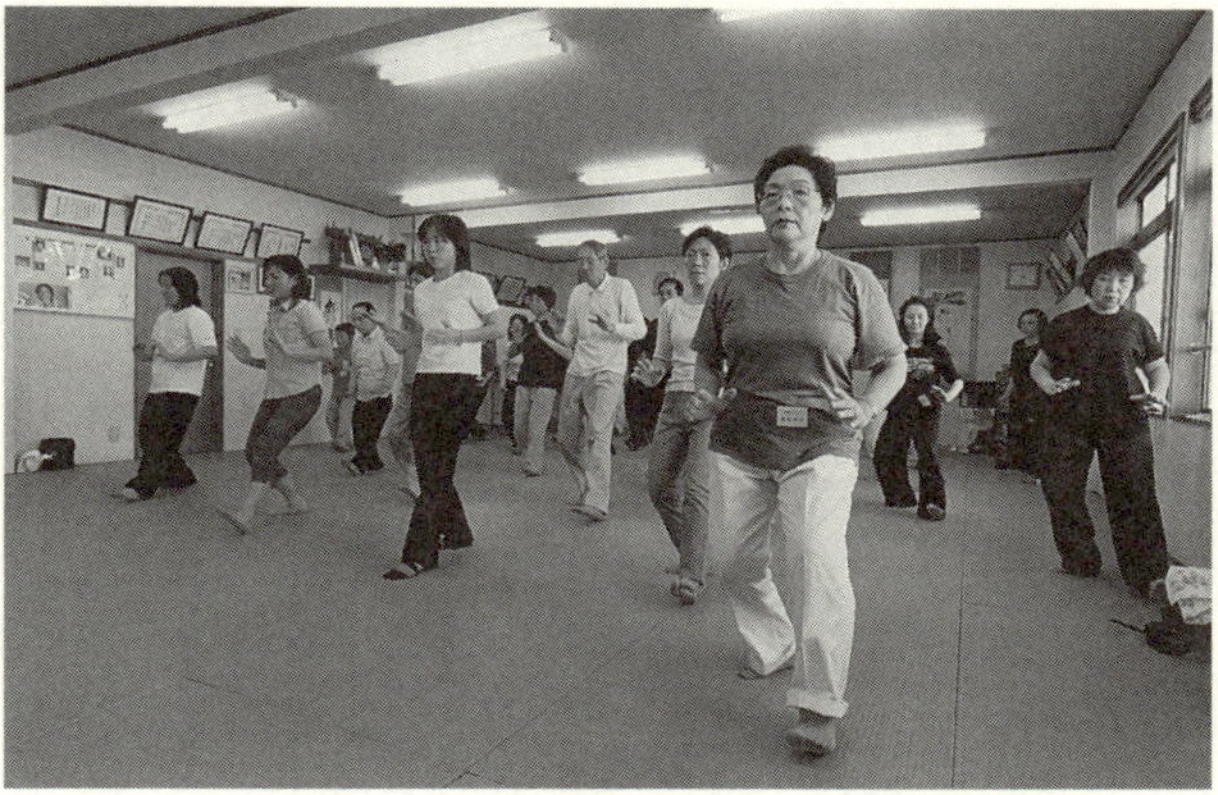

気功にしろ太極拳にしろ呼吸法がベースになっている。
二十一世紀養生塾にて。

していた。

そのあと、帯津医師に朝食を誘われ、病棟一階にある職員用食堂へ行った。向かい合って朝食をとりながら、帯津医師に気功の治療効果について質問しようとしたが、これがまったく取材にならなかった。入れ代わり立ち代わり職員が連絡に訪れ、やっと一段落ついたかと思えば、先ほど道場で見かけた親子三人連れが食堂に現れた。

深刻な表情の三人に席を譲り、私は隣のテーブルに移った。聞くともなしに聞いていると、どうやら夫婦のうちの夫が、東京のある大病院に胃ガンで入院中のようだ。その病院での治療が一向にはかばかしくなく、妻が帯津医師の著書を読み、「この先生なら助けてもらえる」と思い、診察を申し込んだ。ところが「帯津先生の診察は三カ月先まで、予約で一杯」と病院に言われ、焦ったすえに、朝の気功を帯津医師が指導していると聞き、患者本人を連れて押しかけてきたようだ。

妻と娘が交互に、息せき切ったように入院中の病院の治療内容を話しているあいだ、患者の夫はうつむきながら、時々不安そうに帯津医師を見ていた。病状と治療内容を聞いたり尋ねたりした帯津医師は、「分かりました。いまのところ、向こうの病院の治療方法でいいと思いますよ。それを続けていただいて、どうしても我慢できないようなら連絡してください。必ず、こちらに入院できるようにしますから」。

帯津医師の誠実な口調に、妻と娘は「ありがとうございます。どうぞよろしくお願いします」

と何度も頭を下げ、夫も安堵の表情を浮かべた。食堂を出ていく三人を見送り、テーブルに戻ってきた帯津医師に、「いまのような飛び込みも、よくあるんですか？」と尋ねた。「珍しくないですね」とこともなげに言いながら、帯津医師は冷めてしまった味噌汁をすすった。ここが「ガン患者の駆け込み寺」であることを改めて実感した。

患者との「戦略会議」

あわただしい朝食のあとは、名誉院長室での患者との面談である。治療方針を話し合うこの面談を「戦略会議」と称しており、帯津医師は入院ガン患者のすべてと、一日に一人か二人ずつ順次行なう。入院してから一週間ほどの患者が対象だ。物置きふうの応接セットを片づけ、患者と膝詰めといった感じだが、必ず看護婦が一人立ち会う。ここで決めた治療戦略を看護婦にも理解させるためだ。

面談はこの病院独自の治療を分かりやすく説明するもので、期せずして私の疑問にも答える内容になっている。この日は五十代半ばの肺ガン男性患者だったが、プライバシーにかかわる部分を除けば、おおむねつぎのような内容だった。

帯津「どうですか、この病院に少しは慣れましたか？」

患者「はい、おかげさまで。はじめは、前の病院とはいろいろ違うのでとまどいましたが、一週間たって、だいぶ慣れてきました」
帯津「ここで、これからの治療のおおまかな方針を決めていくわけですが、ご自分の病状については、よくご存じですね」
患者「ええ。肺ガンの再発で、抗ガン剤や放射線の適応がほとんどない、厳しい状態だということはわかっています」
　患者は時折咳き込みながら、固く暗い表情で語っていた。どこの病院でも、ガンの告知は大きな問題だが、他から転院してくる例が多いこの病院の患者は、ほとんどすべてが自分の病名を知っている。
帯津「じゃ、始めましょうか。ガンの治療を私はよく、建築にたとえて話すんですが、家を建てるとき一番大事なのは土台がしっかりしていることですね。基礎工事をかためて一階、二階と建てていくわけですが、ガン治療の土台は『心』、まず、病気に対するあなた自身の心をつくることが大事です。別のいいかたをすれば、死生観ですね。ご自身の死生観のようなものをお持ちですか？」
患者「はぁ、死生観ですか……私は機械の技術屋でして、そういうことはほとんど考えたことがないですね」
帯津「そうですか。じゃ、この入院を機会に、生きること、死ぬことの意味を考えてみましょう」

患者「（とまどった表情で）はぁ……」

帯津「ひとつ、参考になることをお話ししましょう。ガンのイメージ療法で有名なアメリカのカール・サイモントン博士がうちの病院の道場で講演したとき、こういうことを言っていました。『治り難い病気を克服していくためには、まず、絶対に生き抜くぞ、治ってみせるぞという強い信念が必要です。これがなければ決してよくはならないでしょう。だからといって、これだけ考えていたのでは、それは執着というものです。信念が執着になると逆効果で、病気はかえって悪くなります。では、執着にならないためにはどうするのか。

それは生き抜くぞという、その心の中に、いつでも死ねるぞという心を同居させるのです。生き抜くぞと、いつでも死ねるぞという二つの心が絶妙のバランスをとって同居できたとき、自然治癒力が爆発するのです。しかし、もちろんそんなに容易なことではありません。一朝一夕にできるものではありません。だから今日から始めるのです』

実際に、うちの患者さんを見ていても、そういう心のあり方の人は、病状も安定している場合が多いですね。参考にしてください」

患者「はい、心がけていきます」

帯津「心の土台ができれば、つぎは食事です。病院では漢方粥とか玄米菜食を提供していますが、選択制ですので、無理強いするものではありません」

患者「もういただいてますが、結構うまいですね。ただ、量が少なく、お腹がへりますね」
帯津「病院での食事は、そのものの効果というよりは、ご自分の食事に対する考え方をつくってもらうためのものなんです。管理栄養士の幕内さんの指導を受けるといいですね」
患者「はい、わかりました」
帯津「食事と並んで大事なのが気功です。今朝の練功に参加して、どうでした?」
患者「(考えこみながら)うーん、正直にいうと、まだよくわからないんです。先生にお聞きしたいんですが、気功や呼吸法はガンにどういう効果があるのでしょうか?」
帯津「西洋医学的な意味でこれこれの作用機序があって、こういう治療効果があるということはいえませんが、患者さんの自然治癒力を高めることはまちがいないですね」
患者「自然治癒力というのは、よく耳にする免疫力と同じことでしょうか」
帯津「免疫系もふくむ、もっと大きなものでしょうね。たとえば手術のあとを糸で縫いますね。時間がたてば傷口はふさがりますが、それが自然治癒力です。糸が傷口をふさいだわけじゃないですね。簡単にいえば自然治癒力は生命活動を支えるエネルギーで、心と食事と気功で、その自然治癒力を高めて、ガンと闘う土台を築くわけです」
患者「わかりました。あのー、朝の気功で先生がおっしゃっている虚空、あれもよくわからないんですが……」
帯津「そうかもしれませんね。あれは私が勝手にいってることですが、人間の命は虚空から生まれて虚空に帰っていく、私はそう考えてるんです。だから、先ほどの死生観にも関係しますが、ガンが治る治らないに関わりなく、だれでもいつかは必ず死ぬわけですね。でも、虚空に帰っていくのだと思えば、死は終わりじゃないわけです。まぁ、これは私自身の考えですから、虚空という言葉で、ご自分がこれまで体験した大きな風景をイメージされたらどうでしょうか。山でも草原でも、青空でもなんでもいいですから、自分が一番のびのびと開放されるイメージです」

患者「ああ、それならできそうです」

帯津「こうして自然治癒力を高める土台ができると、あと、その土台の上になにを上乗せできるかです。まず西洋医学ですが、あなたの場合、手術と放射線治療はまったく適応がありませんね。抗ガン剤もほとんど期待できませんし、以前試みて、それでも再発したのですから、あまりお勧めできませんが、ご自身はどう思いますか？」

患者「ええ、抗ガン剤については、自分でも期待していません」

帯津「そうですか。それではこれは置いておくとして、そうすると西洋医学的には、とりあえずはやることはありませんね」

帯津医師がそう言ったとたん、患者の顔が不安げになった。前の病院で同じことを言われたのを思い出したのだろう。そんな患者を励ますような笑顔で、帯津医師が続けた。

帯津「でも、ここにはいろんな治療法があります。まず漢方薬ですが、やってみますか？」

患者「ぜひ、お願いします。漢方薬はガンに効くんでしょうか？」

帯津「漢方薬は体全体のバランスの乱れを整えるものですから、直接ガンに効果があるとはいえません。しかし、漢方薬だけでガンが消失した例が、本場の中国ではかなり報告されていますね。うちでも漢方薬の投与だけで肝臓ガンが治った患者さんがいますが、非常に珍しい例です。気功と同じように、体全体に働きかけるものと考えてください」

このあと、帯津医師が病院で実践している治療法をひとつずつあげるにつれ、不安げだった患者の顔がしだいに明るくなっていった。希望の灯を見いだしたのだろう。患者は自分が飲んでいる五、六種類の健康食品の名前をあげ、どれに絞ればいいかを相談し、帯津医師はそれにも誠実に応じていた。そして、最後にこう結び、患者も大きくうなずいた。

「とにかく、ガンとの闘いは、明日のことはわからない世界です。だから、今日一日やることをやって充実させましょう。今日より良い明日を、これを心がけてください」

どの大学病院であれ、がんセンターであれ、医師と患者の間でこんな内容の会話がかわされることは、まずないだろう。患者一人ひとりと病院トップとが、こういう膝詰めの面談をすることすら稀であろう。帯津医師は、患者を前に「死」という言葉を出す。ガン患者が最も意識しつつ、最も避けたい「死」を口にし、死生観を築くことを勧める。そこからガンとの闘いを始めようというのだ。

この「戦略会議」は入院時だけでなく、患者の病状が変化したとき、あるいは患者の申し出によって、その後も随時行なわれる。また退院前にも、帯津医師は個別に面談を行ない、ガンの再発や転移を予防するためのこと細かな指導をする。

患者たちの切ない思い

患者面談のあと、休むまもなく診察室に移って外来診察である。先に見たように帯津医師は白衣を着ずに患者と向かい合う。この病院には常勤の医師が七名、非常勤医が一、二名いるが、帯津医師以外は全員白衣を着て診察にあたる。病院トップではあっても、自分の考えや医療姿勢を他の医師たちに強制しないのが帯津医師という人なのだ。

普段着で素足にサンダルばきという格好での帯津医師の診察ぶりは、実にていねいである。よく言われる大学病院などでの「三時間待ち・三分間診察」では、医師は検査結果の数値だけを見て、触診はおろか問診もおざなりな例が多い。データや数値によって患者をあるパターンに入れてしまうのだ。一方、帯津医師はまず手と聴診器で患者をていねいに触診する。ちなみに、その聴診器はセラミック製だが、セラミックは「気」を伝えやすいと聞き、特注で作らせたものだという。ただ患者の体に聴診器をあてるだけではなく、治してあげたいという「気」を入れる。

また、視診や問診もていねいに行なうが、これは漢方医でもある帯津医師にとっては当然のことで、病気のパターンでなく、患者個々の症状から薬を処方したり、治療方針を決めていくのが漢方である。さまざまな痛み、不安を訴える患者の声に耳を傾け、分かりやすく説明する。よく通る帯津医師の声は診察室の外にいても聞こえるが、患者とのやりとりを聞いているうち、なにか懐かしいものを感じた。昔の町医者はこんな話し方をしていたのを思い出した。

こういう診察を通して、患者との信頼関係が芽生えるのだろう。ただ、こんな診察では当然時間がかかり、一日に診察できる患者数がかぎられる。週に一度は、病棟回診を行なうが、以前は隔日ごとだった。帯津医師めあてに全国から訪れる外来患者のため、週一度に減らしたのだが、それでも二、三カ月先まで待たせることになり、これが帯津医師の目下の悩みの種だという。

その週一度の病棟回診を取材してみた。普段着で診察する帯津医師が、この病棟回診のときだけは白衣を着る。これも最初のうちは普段着だったのだが、入院患者の見舞い客が柄もののシャツ姿で病床をまわる帯津医師を見て、「あの人、だれ?」と怪訝な目を向けることから、やむなく白衣着用となった。その白衣もシャツの上にはおるだけ、前がはだけ、相変わらずのサンダルばきで医師の威厳からはほど遠い。そんな帯津医師のあとをついて、私も白衣を着ての取材となった。

まず各階のナースステーションに寄り、各患者の病状の変化や治療法の変更などについての報告を受ける。帯津医師がカルテをめくりながら患者の名前を一人ずつ読みあげ、主任看護婦が「病床日誌」を読みながら報告していくのだが、これがかなりのスピードである。何十人もの患者について立て続けに報告を受けたあと、回診を始める。

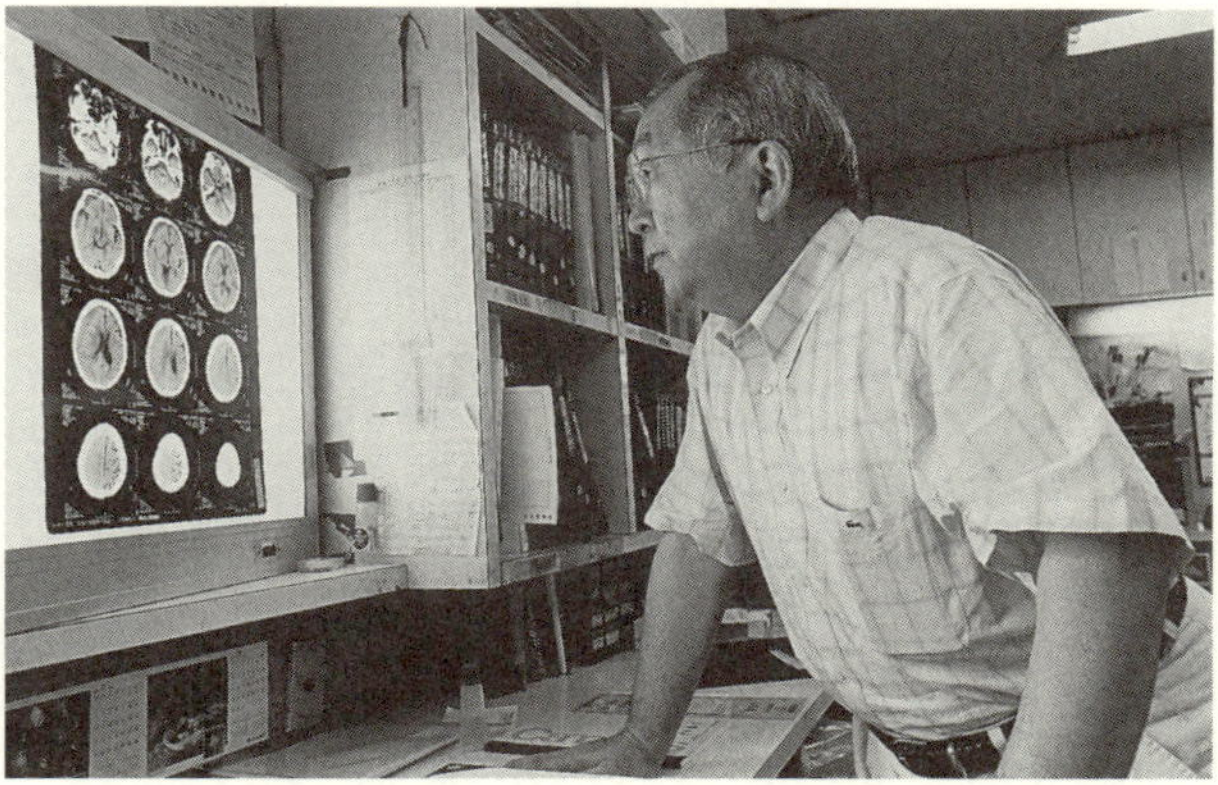

帯津名誉院長は西洋医学を否定しているわけではない。CTなどの医療技術も活用する。

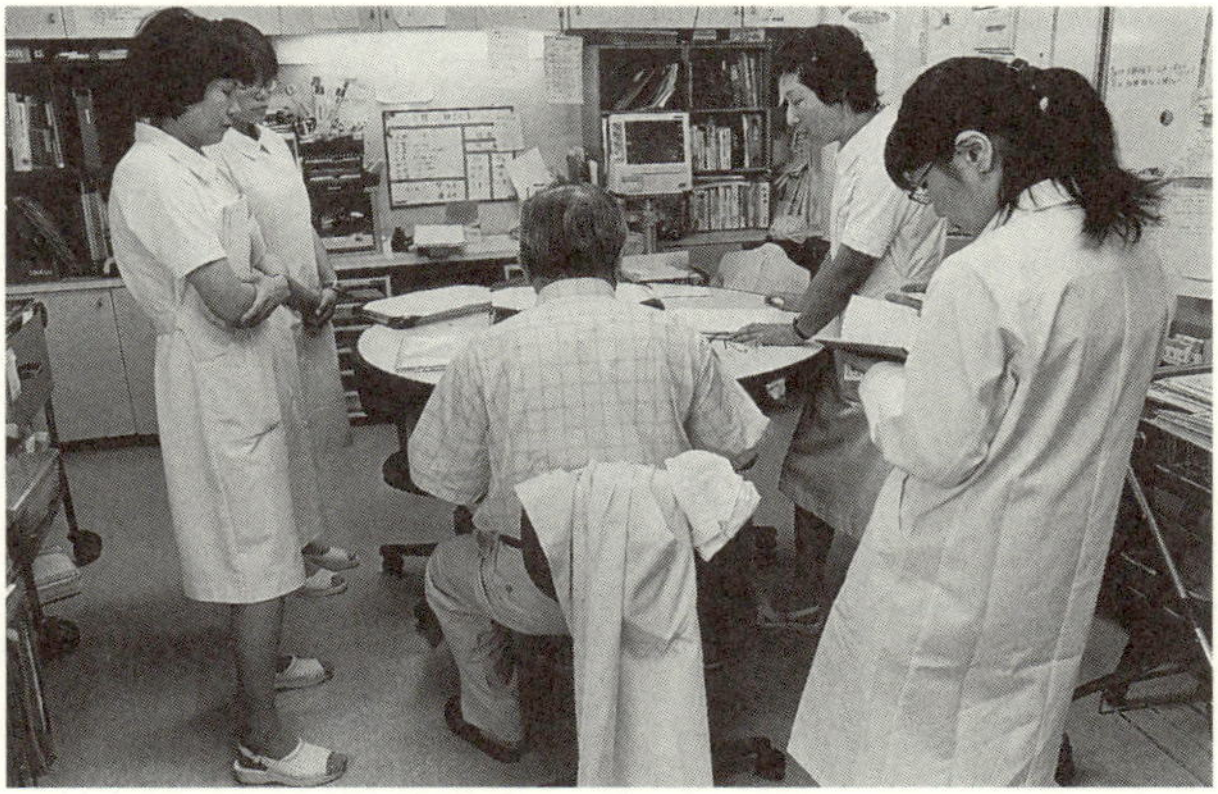

看護婦からの報告を受ける帯津名誉院長。患者一人ひとりの詳細な情報が頭の中に整理されていく。

個室、大部屋を問わず、患者のベッドの傍に立つと、帯津医師は笑顔で「○○さん、どうですか？」と、必ず名前を呼びかける。すると、待ちわびていたのか、患者の顔がぱっと明るくなる。外来と同じように聴診器と手をあて、ていねいに診察しながら「足にしびれがあるそうですが、どんな感じですか？」とか「アロマセラピー始めたんだって？　気持ちいいでしょ、あれ？　気持ちいいことはどんどんやってください」などと話しかける。先ほどの報告をもとにやりとりしているのだが、あれだけ何十人分もまとめて聞いていながら、一人ひとり正確に覚えているのに舌をまいた。患者一人ひとりへの集中力、思いの強さだろう。

患者のほうも「先生、腫瘍マーカーが少し上がったんですが……」と不安げに訴え、「うん、このくらいなら全然問題ないですよ」と帯津医師の答えをもらうと、とたんに表情が明るくなる。なかには、聴診器をあてられながら、帯津医師の著書を読んだ感想を喋りまくる人がいるかと思えば、帯津医師の手をにぎって離さない人もいる。さらには、「これ、私のお守りです」と、帯津医師と一緒に撮ったスナップ写真を見せる患者や、帯津医師の新刊本にサインを求める患者もいた。

あとで取材したある女性患者は、こう言ったものだ。「朝晩、帯津先生の写真に向かって柏手を打ってる人もいて、あそこまでいくと、もう帯津教ですね」。ひややかな口調だったが、そのあと、こうつけ加えた。「私はそんなことしませんけど、そうしたい気持ちはわかりますよ。同じガン患者ですから」。それぞれ表わし方は違うが、日夜ガンと闘う患者たちの、帯津医師に対する切ないほどの信頼をそこに読み取るべきだろう。

いっぷう変わった回診についてまわりながら、ふと思った。この病院では個々の治療法より、帯津医師という存在そのものがなにによりの治療になっているのではないか。治療といえないまでも、闘病を支える癒しになっている、そんな感じがした。しかし、それだけでは、本に書かれているような〝奇跡〟的な回復例を完全に納得することはできない。

死後の世界を語る

病棟回診は週に一度だが、同じように週一回、道場で「名誉院長講話」という催しが開かれる。入院患者や通院患者を前に帯津医師が語るのだが、講演というような固苦しい雰囲気ではない。「患者さんの前に立つまで、その日になにを話すかも決めてない」と帯津医師自身が言うくらいで、たいてい雑談から始まる。この一週間、だれに会い、どんな話をしたかというような身辺のことを語り、晩酌が唯一の趣味という帯津医師らしく、たいてい酒の話が入る。それも失敗談が多く、どっと笑い声がおきる。

そんななごんだ雰囲気のなか、話がいつのまにか「死」におよんでいる。

「で、一杯飲んだつぎの日が講演会で、例の百五十億年の話をしたわけです。例のといっても、みなさんのうちの新しい方たちにはわからないでしょうから、改めて話しますね。

私たち人間は、だれもがいつか必ず死にます。死ねば肉体は滅びて消えるけれど、〝いのちの場〟は消えないんですね。いのちの場、つまり生命場というのはわかりにくいかもしれませんが、私が現役の外科医の頃、毎日のように手術をしてたんです。人間の体を開くと、臓器と臓器のあいだにたくさんの隙間というか、空間があるんですね。その空間はなんだろうと考え、そこは体の中のエネルギーを持つ場、生命というのは、その場のポテンシャル・エネルギーといえるんじゃないだろうかと思うようになったわけです。

それで肉体が消えても、生命場は場という物理学的な存在ですから消えない。とすれば、この残ったもの、つまり魂、いのちですが、これはどこへ行くんだろうと、いつ頃からか考えるようになったんですね。そうして、いろいろ考えているうち、あるとき、ふと、どこか来たところへ帰っていくんだろうと思ったわけです。

で、自分のいのちはどこから来たのかを考えると、当然、私の両親からですね。両親はまたその両親から来たと、ずっとさかのぼっていくと、これは百五十億年前、ビッグ・バンによって宇宙が誕生する前の虚空が出発点だと思ったんです。そこから、いのちの場として出発したものが百五十億年かけて、この地球に私を生み出してくれた。そして、また百五十億年かけて虚空に帰っていく、そういう循環の中にあると思うようになったんです。

ですから、死は復路の出発点、マラソンでいえば折り返し地点なわけです。そうして、いま生きているというのは、努力して自分のエネルギーを高め、その高めた分を残りの燃料として、百五十億年先のふるさとへ帰るための修行だと思います。自分のいのちのエネルギーを高める方法のひとつとして、気功や呼吸法、太極拳があるわけですね。

だから、気功も呼吸法も死ぬためにやる、それが志なんですね。死後も貫く志、その志があれば気功でも呼吸法でも、だんだん深まっていくんだと思います」

ある患者は、この話を初めて聞いたときの感想を「めまいがした」と表現したが、よくわかる。私も同じような感じだった。話を聞きながら、朝の気功のときの「虚空と一体になる」という言葉が腑に落ちはしたが、それにしてもこれは何だろうと思った。患者との個人面談で「死生観」を持ち出し、講話で「死後の世界」まで語る。ここは本当にガン病院なのかと、確かめるような思いでまわりをみまわした。五十人を超える患者たちは、食い入るように帯津医師をみつめながら話を聞いていた。

講話のあと、全員で「時空」という呼吸法を行なう。これは帯津医師自身が考案した新呼吸法で、さまざまな気功や呼吸法のエッセンスが入っているという。横に数列並んだ患者の前で、帯津医師が指示を出しながら手本の動きを見せる。

「吸います。両手をゆっくり上にあげ、その手を体の前に下ろしてきます。膻中穴のところ、乳首のあたりまできたら止めて、両手を広げ、頭の上で合掌します。指を前に向け、両手をまっすぐ伸ばします。小指から順に離し、三角形をつくります。このとき、三角形の窓から宇宙の彼方を想像します。その手を肩幅に開き、引き寄せ、虚空の気を体に呼び込むように吸います。押し出して、吐きます。このとき、こちらの情報を虚空に伝えます……」

朝の気功のときと同じく、患者たちは真剣な表情で手を動かし、帯津医師は普段の笑顔とは別人のような厳しい顔で指示を与えていた。私もその指示に従って手を動かしながら息を吸い、息を吐いた。そうしながらも、これがガンにどんな治療効果があるのか、まだ確たるものがつかめないもどかしさを感じていた。

入院患者たちが語る

帯津医師の指導する朝の気功に参加し、患者との面談や回診に立ち会い、講話を聞いた。また帯津医師は週一度、午後の時間帯に丹田呼吸法も指導している。道場でなく、病棟一階のリハビリ室で行なわれるが、これにも参加してみた。丹田呼吸法は腹式呼吸の一種で椅子に座って行なう。患者たちと並んで椅子に座り待っていると、帯津医師が空手道衣を着て現れた。そして、「じゃ、始めましょうか」と言ったかと思うと、道衣の上を脱ぎ捨て、上半身裸になった。腹部の動きを具体的に見せるためだ。上半身をややかがめ、腹圧をかけながら「ハッ、ハッ、ハッ」と短く息を吐き、息を吸っては、また「ハッ、ハッ、ハッ」と息を吐く。そのたびに、帯津医師

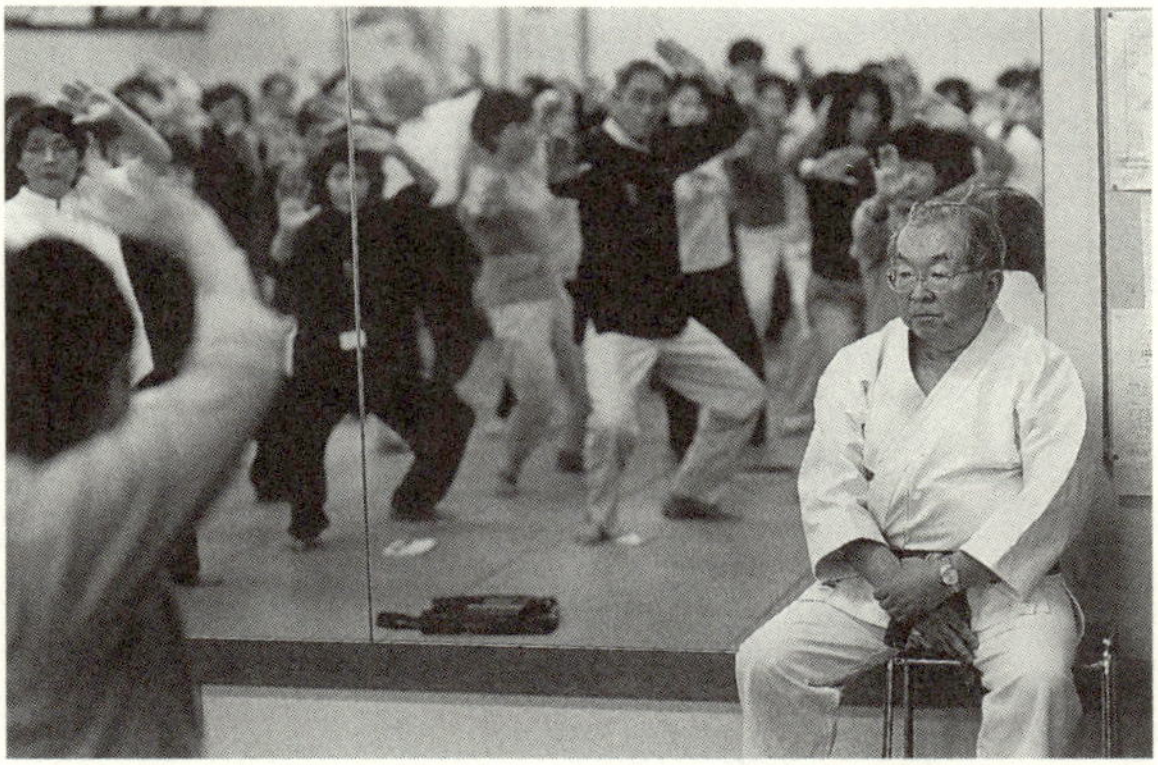

虚空を語るとき、帯津名誉院長の思いは時間と空間を超えている。百五十億年の旅路というスケールの大きさに最初は誰もが戸惑う。

の腹部が大きく動く。六十六歳という年齢相応のその太鼓腹を見ながら、私は一種の感動さえ覚えた。

気功や呼吸法だけでなく、他の指導員による太極拳にも参加し、イメージ療法や音楽療法なども体験取材した。漢方薬や丸山ワクチンなどを試すわけにはいかないが、できるものはひと通り体験してみた。しかし、これはたしかにガン治療に効果があると実感できることはなかった。当然の話だろう、私がガン患者ではないからだ。ガンだけは、なってみないと患者の気持ちが本当にはわからないとよくいわれる。患者がかかえる苦痛や不安、恐怖、孤独感、真剣さなどと同じレベルに立たなければ、どんな治療法も同じようには受け取れないのだろう。

そこで、実際に入院治療中の患者たちの話を聞いてみたいと思い、山田婦長に人選を依頼した。性別、年齢、ガンの部位のそれぞれ異なる患者さんをというのが、私のわがままな注文だった。それにふさわしい人たち五人を推薦してくれ、ある日の午後、道場で車座になって彼らと向かい合った。当時、取材内容を雑誌に執筆する予定で、匿名を条件に応じていただいたため、ここでも仮名とする。取材は私が進行役をつとめ、以下のように座談会ふうに行なった。

――まず、みなさんそれぞれが、この帯津三敬病院へ入院するまでの病気の経過についてお話しください。

葉山良子（七十五歳・神奈川県横浜市・無職）　昨年十月に、胃の調子が悪くなって、地元の病院に検査入院すると、胃ガンと診断されました。お医者さんに手術を勧められたのですが、この年になって体にメスを入れるのはイヤだと断ったんです。そうしたら、抗ガン剤治療をといわれました。抗ガン剤の副作用が苦しいと聞いてましたので、それもイヤだというと、「じゃ、ここでは何もできません」と退院するようにいわれたんですよ。それで困っているとき、娘の友人が「いい病院がある」といって、ここを教えてくれ、今年初めに転院してきました。

豊村裕一（六十九歳・千葉県千葉市・建設会社役員。夫人も同席）三年半前、左上唇にガンができ、半年後、それが頸部に転移して、頸部リンパの郭清手術（注・患部リンパ腺を取り切る手術）をしました。しかし、二年前、肺に転移し、腺ガンと診断されました。いまは肺全体に広がっていて、放射線治療も効きにくい状態です。この病院を知ったのは二年半前、たまたま見ていたテレビ番組に帯津先生が出ておられたんです。気功や漢方薬でガン治療をしていると話しておられ、すぐに病院に電話し、それ以来、定期的に通院しています。

正式にここに入院したのは、まだ先週なんです。私の場合、最初は口の中のガンでしたので東京医科歯科大にかかり、肺に転移してから、県のがんセンターに移りましたが、センターでは抗ガン剤治療も何もやろうとしないんですよ。「あなたには、ここでの治療は無理。肺炎とか胸水がたまるとかのトラブルが起きた場合、うちの病院では対応できる機能がない。他の病院をさがしてくれ」といわれたんです。県のがんセンターがそんな対応もできないはずがないんですが、医者のキャラクターのうえに、私が他の病院から移ってきた患者で、やっかいな進行ガンなので治療を拒んだのだと思います。それで、ここに入院したわけです。

豊村夫人　がんセンターの先生に「終末ケアを紹介しましょうか」といわれました。それを聞いたときは、ほんとうに絶望的になりましたね。

白井典子（五十二歳・京都府京都市・主婦）　今年の四月、体の具合が悪くなり、京都の病院で診察を受けると、「両方の肺に腫瘍ができている。まだガンかどうかわからないが、年齢的にもガンの可能性が高いし、ガンと確定しても両肺だから手術はできません。神様にお祈りするしかないですね」といわれたんです。帯津先生のことは、十年前、私の母が皮膚ガンにかかったとき、ガンに関する本を読みあさり、先生の本に出会いました。三冊読みましたが、すごく感動して、もし自分に何かあったときは、ここでお世話になろうと思っていましたので、すぐに飛んで来ました。

宮坂吾郎（四十九歳・東京都足立区・レストラン経営）　昨年のゴールデンウィークに従業員たちと沖縄へ旅行したとき、生まれて初めて貧血状態になったんです。私は父親と兄をガンで亡くしていますが、私自身はすこぶる健康で、それまで病院とは無縁でした。だけど、貧血がおさまらないので、近くの病院で診察を受けましたが、原因が分からず、大学病院を紹介され、精密検査の結果、六月に口腔底ガンを告知されました。

別の大学の病院で手術を勧められたんですが、周囲のリンパ節にまでガンが広がっていて、顎の骨を削る大手術だというんですね。そのうえ、術後は顔の形まで変形してしまうといわれ、客商売ですから、やはり迷ってしまいました。おまけに、私のは珍しいガンらしく、若い研修医なんかが入れ代わり立ち代わり、見学に来るんですよ。こっちをモルモットみたいな目で見る大学病院の雰囲気がイヤでしたね。私の家内がこの病院のことを前から知っていて、手術以外の方法で治そうと決心し、ここへ来ました。去年の八月から三カ月間入院し、今年一月から三月まで再入院、いまは通院しています。

真野明子（三十二歳・埼玉県秩父市・無職）　四年ほど前、私の母が卵巣ガンにかかり、大学病院に入院したんですが、たまたまラジオを聞いているとき、帯津先生が出演していて、気功などでガンの進行が止まった患者さんの話をなさったそうです。それを聞いた母は「帯津病院」とだけメモし、私にその話を聞かせてくれたんですね。そのときは「そんな病院があるのか」と思った程度でした。母は大学病院で手術を受け、すごい副作用に苦しみながら抗ガン剤治療も受けましたが、再発して結局亡くなりました。

私の家は自営業で、母が亡くなったあと、私が母のやっていた事務をやるようになりましたが、その去年の秋頃、自分で左胸に小さなしこりを見つけたんです。もしかしてと思いましたが、そのあと、今度は父が病気で倒れ、地元の病院で診てもらうと、「腎臓ガンですが、あちこちに転移して、もう手のつけようがありません。三カ月もつかどうか」といわれたんですね。父にはガンを伏せたまま看病しているうち、私の胸のしこりがだんだん大きくなってきて、自分でも乳ガンだなと見当がつきました。でも、母の病気の経過をずっと見てましたので、大学病院などにはかかりたくなかったんです。いろんな本をさがしているうち、以前、母に聞いた帯津三敬病院の名前を見つけ、今年六月に入院しました。

——ここではいろんなガン治療法を実践していますが、みなさんの取り組んでいる治療法と、それに対する感想を話してください。

葉山　私は胃だけでなく、肺にもガンができてるんですが、先ほどいったように、手術も抗ガン剤もやってません。この病院で気功と漢方薬、丸山ワクチン、それと健康食品を飲むくらいですね。どれが効いてるのか自分ではわかりませんが、ここにいるとガンを忘れるくらい元気で、見舞いにきてくれる友達なんか、「ガンとは思えない」と言います。それで、三カ月前に一度退院したんですが、急に高熱が出て、ここまで来れないので、近くの病院にかかったんです。だけど、熱が下がらないので、また、ここへ入院しました。いまは、胃が少しむかつく程度です。

豊村　二年半前、ここへ通院し始め、いろんな気功法を試してみましたが、自分には郭林新気功が合っているようなので、毎日三時間、自宅でやっていました。それでも病巣が肺全体に広がったわけですが、気功をやっていなければ、もっと早く進行していたかもしれないと思います。いまは、この病院の全部のプログラムに参加しています。昨日、初めてビワの葉温灸をやってもらいましたが、気持ちいいですね。

葉山　ほんとですね。ただ不思議なもので、あの温灸はやってくれる人によって、感じが違うんですね。心をこめてやってもらうと、よけい気持ちいい。

白井　前の病院で「何もすることがありません」とはっきりいわれ、ずいぶん落ち込みましたが、ここへ来ると、帯津先生がにこにこしていうんです。「やることはたくさんあります。まず食事から変えていきましょう。漢方粥もいいし、玄米もいいですよ。それから気功、太極拳、呼吸法と、全部体験してみるといいね。漢方薬もやってみましょう。手術ができなくても、腫瘍を持ったままでも、ちゃんと生活できますよ」。すごくうれしかったですね。夢中になって気功や太極拳を勉強し、一度退院して京都へ帰りましたが、家でも毎日、続けてました。漢方薬もずっと飲んでいます。こんど、検査のため再入院してからは、全部やっています。

宮坂　いま受けている治療は気功と漢方だけですが、あとは自分で考えていろいろやっています。この病院は「これがいいから、やりなさい」とは、いっさいいわないんですよ。先生の話をうかがい、「あ、これは自分に合ってるな」と思うものをやるわけです。入院中は714Xやホメオパシーなど、いろんな治療を受けました。SATという新しいイメージ療法も受けていますが、ガン抑制遺伝子がぐんと上がるなど、いい結果が出ています。

真野　私は、ここに入院して検査を受けるとステージⅢの乳ガンでした。リンパにも転移していて切除手術を受け、術後、担当の先生から抗ガン剤を勧められましたが、断ったんです。母が大学病院で抗ガン剤の副作用に苦しむのを見ていましたから。私の場合、五年生存率は五割といわれましたが、放射線療法もホルモン剤も適応しないらしく、西洋医学的な治療法は抗ガン剤しかないそうです。それで先生に「抗ガン剤をやれば、五年生存率はどのくらいになるのですか」

と尋ねると、「六割」（笑）。一割上げるためにあんな苦しい思いはしたくない。五割のうちの悪いほうばかり考える人が、抗ガン剤を受け入れるんだと思います。

この病院では帯津先生はもちろん、私の担当の先生も無理に抗ガン剤を押しつけたりしないのがいいですね。それでいま、この病院の治療法をひと通り、全部試しています。そのなかから自分に合うものをみつけ、退院後も続けるつもりです。気功や太極拳をしたあとは、体が楽になる感じです。腫瘍マーカーもずっと安定しています。

――帯津先生はホリスティック医療、全人的医療をかかげてガン治療にあたっていますが、患者として見た帯津先生をどう思いますか。

葉山　難しいことは、私、わかりませんが、いままでいろんな病院に入って、これほど患者に接してくれるお医者さんは初めてですね。朝の気功も自分で指導してくれますし、それに、これだけたくさんの患者がいるのに、私ら一人ひとりの病状をよく覚えているのにも驚きます。

豊村　その通りですね。それも、いまの病状だけじゃなく、患者個々の病歴も全部頭に入っている。本を書いたり、あちこちで講演したり、あれだけ多忙なのに、すごいと思います。私ら患者のことをいつも考えてくれているんでしょう。さらにいえば、人間的魅力というか、パワーがすごいですね。

豊村夫人　ほんとうにそう思います。がんセンターからこっちに移り、先生にお会いしただけで、主人の病気が治るような気がしたほどです。

宮坂　だいたい、院長が一番に出勤する病院なんてないよね（笑）。人柄ですね。頭がすごくいいだけでなく、優しいし、なんか志を感じますね。

豊村　最近の医者は、患者の体にあまり触れないが、先生はまず、こちらの体に触れる。触診も聴診もしっかりやってくれるので、すごく安心感があります。帯津先生の診察は、同時に治療でもあると思いますね。

白井　昨夜、持病の胆嚢と膵臓が痛んで、よく眠れなかったんです。今朝、初めて朝の気功に出て、あとで、先生のあとを追っかけて「ゆうべ、ここが痛くて眠れませんでした。ここをさわっていただけませんか」とお願いしたんです。「あ、いいよ」と手をあててくれたんですよ。目を閉じてましたが、先生の手がなんか大きなグローブみたいで、とってもあったかく感じました。先生の気をいただいた感じ。また退院して家へ帰っても、いつでもここに戻ってこれる、先生に患部をさわってもらえると思うと、すごく心強い。

それと私、京都の病院でつき放されたとき、ここに電話したんですが、すごく取り乱してたんです。電話を受けてくれたのは山田婦長さんでしたが、私が「いますぐ、そちらへ行きたい！」というと、婦長さんに「落ち着きなさい！」と一喝されたんです。そのひと声で、なんかこわばりが取れた感じでしたね。こっちへ来て、山田婦長さんに初めてお会いしたとき、やはりすごい気を感じました。帯津先生と婦長さん、お二人の気をいただいてると、元気になれます。

真野　病院の廊下で会っても、お医者さんってふつう、自分から患者に話しかけたりしないじゃないですか。帯津先生は、遠くからでも「どう？」とか「このあいだ、家へ帰ったんだって？」とか話しかけてくるんです。こんなに大勢患者さんがいるのに、そんな言葉がパッと出てくるところがすごい。そういうの、患者にとってすごくうれしいんです。どんな薬を飲んでとかいうより、「どう？」と気にかけてくれることが、なにより一番うれしい。

全員（一様にうなずく）

――帯津先生は「末期ガンでもあきらめることはない」と、おっしゃっています。一般のガン病棟とは異なる医療姿勢のこの病院で、みなさんはどう、ご自分の病気と向き合っておられるのでしょうか。

葉山　帯津先生はよく、野球でたとえ話をします。「ホームランなんか打たなくてもいい。イチロー選手のように、バントでもシングルヒットでも、何でもいいからまず一塁へ行く。一塁へ行けば、こんどは二塁へ進むことを考える」。今日より良い明日をというのが、帯津先生のお考えですが、自分でもそう思います。漢方や気功で本当にガンが治るのかどうか、私にはわかりませんが、明日が今日より悪くならなければいい、そんな気持ちですね。

宮坂　同感ですね。ここに二度入院して、何度となく帯津先生の話を聞くうち、「治る・治らない」が大事じゃなく、「いい状態に保つ」ことが大切だとわかってきましたね。手術や抗ガン剤など、西洋医学の治療を受けないというのは、やはり不安はあります。だけど、手術や抗ガン剤は体をいじめるわけだから、なるべくならやらないほうがいいと、帯津先生自身がそう信じているから、傍にいるだけで安心感があるんですよ。

真野　それはいえますね。大学病院のお医者さんは「ガンが再発したら治らない」とはっきりいいますが、帯津先生は「治るか治らないかわからないが、治る可能性はある」といいます。帯津先生の言葉のほうがあいまいなようですが、実際に患者にとっては、帯津先生の言葉の響きのほうがずっと強くて、信じられます。自分が確信していることをおっしゃってるからだと思います。

白井　この病院へ来る前、「気功なんかで治ると思っているのか」と、主人や子供たちに猛反対されました。私がただ泣いてるばかりだったので、「気休めになるんなら」と許してくれたんですが、ここへ来てほんとうによかったと思います。私の母も、母の兄弟もガンで死んだんです。その苦しむ様子をずっと見てきましたが、ガンになってもそうじゃないということを知っただけでもうれしいですね。結果がラッキーじゃなくても、やれることをやってラッキーじゃないなら、何もしないでラッキーじゃないより、ずっといいと思います。

宮坂　帯津先生は毎週、ここ（道場）で、院長講話をします。雑談まじりに、死ぬこととか死後の世界について話されるんですが、病院では、それもガン病院では、そんな話、まずしませんよね。「人間の命は百五十億年前の虚空のなかで生まれ、また、百五十億年かけて虚空へ戻っていく」とか、おっしゃいます。それで「死は、その旅の折り返し点にすぎない」。はじめのうちは、壮大すぎてよく理解できませんでしたが、何度も聞いてるうち、だんだん意味がわかってきたように思いますね。

白井　帯津先生の本をいろいろ読ませていただいて、一番感動したというか、考えさせられたのは「常に死を想いなさい。そうすると、今日生きているということがとても輝いてくる」というところです。「人間は悲しいものだというところに土台をおけば、土台は揺るがない。そこに生きがいの柱を立てなさい。その天井は死であり、これは病人も健常人も、だれひとり免れえない」、正確ではないかもしれませんが、そんな意味のことを書かれておられます。

先ほどいったように、前の病院で「何も治療することがないから、お祈りしなさい」といわれました。その先生、死という言葉は使いませんでしたが、はるかに冷たく感じましたね。帯津先生の「死を想え」という言葉は、全然違うところから発せられているように思います。私の父が亡くなるとき、母に「先に行ってる」といったんです。すると母が「あとから参ります」と答えたんですね。それを傍で見ていましたから、帯津先生の言葉が違和感なく、すっと入ってきました。

豊村　「虚空」となると私にはよくわからないが、帯津先生は、人生において避けられないものとして死をとらえておられるから、まったく抵抗感なく聞けますね。末期ガンでもあきらめないというのは、ガンが治るということより、どんな状態にあっても自分らしくあれという意味で、私はとらえています。帯津先生にかかって二年半ですが、自分の人生の集大成がここでできると思っています。

真野　乳ガンは十五年もたって再発する人もいるそうなんです。私はまだ若いからかもしれませんが、そんなのどうでもいいかな、という感じ（笑）。できれば再発してほしくないですけど、ただ再発したからといって、それで終わりじゃなく、この病院にかかっていれば、また、別の道があると思う。私、週末ごとに実家へ帰り、父の入院している病院へ行ってるんですよ。最初、お医者さんは「三ヵ月もつかどうか」といってました。その後も、行くたびに「あと一ヵ月」といわれるんですが、もう八ヵ月になります。なんの治療もしてないんですよ。「人間の命はわからない」と帯津先生がよくおっしゃいますが、ほんとにそうだと思います。

この五人の患者が帯津三敬病院へ入院した経緯は、それぞれ異なっている。共通しているのは、通常の西洋医学の治療と意思的に決別していることと、自分のガンを正面からみつめていることだろう。その冷静さにこちらがたじろぐほどだったが、もちろん、そこにいたるまでには窺いしれない迷いや不安、怯えなどを経験したのだろう。この取材をした時点でもなお、それぞれが言葉にできないものをかかえこんでいたのかもしれない。そして、そんな彼らを支えているのが、帯津医師への強い信頼感であることだけはまちがいないようだ。

このグループ取材を行なったのは〇二年九月中旬だった。ガンは時間との闘いという厳しい側面をもつ病である。一年余り後、その後の経過を知りたいと思い、再取材を申し込むと、五人のうちの二人がすでに他界していた。それについては、別の章で述べたい。

第三章　死の淵から蘇った人たち

私自身の周辺で

〇二年夏に帯津三敬病院の取材を始めた私は、それをいったん記事にまとめ、週刊誌『AERA』(朝日新聞社発行)に発表(〇二年十月二十一日号)した。同誌の「現代の肖像」という六ページの人物ルポ欄で、帯津医師個人に焦点をあて、独自の医療観や医療姿勢、患者との信頼関係などを中心に書いた。その記事は、私にとって中間報告のようなものだったが、帯津医師とその病院に対するアプローチは、むしろまだ始まったばかりという気持ちだった。

この時期、まったく偶然だが、まるで取材と符合するように、私自身の周辺で、ガンをめぐる二つのことが起きた。

まず最初は、帯津三敬病院通いを始めたばかりの頃だった。友人の舞踏家・中嶋夏さんから夜中に電話が入った。中嶋夏さんは、若くして暗黒舞踏の創始者・土方巽に師事し、舞踏集団「霧笛舎」を主宰。その後、ロンドン国際演劇祭をはじめとする各地のフェスティバルに参加するなど、長く欧米で活躍し、またニューヨーク市立大学などで舞踊を教えたりした。十数年前に帰国してからは、知的障害を持つ子供たちをダンスで癒す「心と身体の学級」を各地で開いている。

私と同年齢で、互いに二十代半ば頃からの知り合いだが、抜群の知性と行動力、そして弱者の子供たちにそそぐ優しい目をあわせもつ女性として、ずっと敬愛してきた人である。

その夏さんが、久しぶりの電話でいきなり「ガンになっちゃった、私。肺ガン」と言った。突然のことで、こっちが言葉を失っていると、「いま、いろんな検査を受けてるんだけど、たぶん、まちがいないと思う」。めったなことでは動じない彼女だが、言葉の端から動揺が伝わってきた。

二カ月ほど前、健康診断を受けると、レントゲンで左肺に影が写った。総合病院での精密検査を勧められ、CT検査を受けると、やはり影があり、さらに組織検査で「肺ガンにまちがいないと思うが、肺結核かもしれない」と診断された。そして、東京都の結核専門の病院にまわされ、また検査を受けた結果、「肺結核ではない」ことだけは分かったという。これでは動揺するなというほうが無理な話だ。

数日後、夏さんと会った。彼女は「おまけに、泣きっ面に蜂でね、まいっちゃった」と、落ち込んだ表情で話した。その前年から夏さんは、千葉県のある私立大学の講師としてダンスを教えていたが、当時住んでいた所からは遠すぎるため、便利な場所に移転を考えた。手頃なマンションをみつけ、頭金を払って購入契約を結んだ。そこへ、「肺ガンの疑い」である。今後の治療費を考えるとローンを組むことはできず、契約を解除、数百万円の頭金を違約金としてとられたという。これまで家庭も持たず、一人で困難な道を切り開いてきた彼女にとって、最大の窮地である。

「お金のことはしょうがないけど、ガンで死ぬのはイヤだな。まだ、やりたいこともあるしね。

どこか、いい病院、知らない？」

ちょうど帯津三敬病院の取材を始めたばかりの私は、その話をした。「たとえ末期ガンでも受け入れ、治療してくれる病院」と言うと、とたんに彼女の顔が明るくなった。「そんな病院がほんとにあるの？　どんな治療をするの？」と、声まで明るくなった彼女に一応の説明はしたが、これが自分でももどかしいほど説得力がなかった。漢方薬、気功、イメージ療法……と並べてみても、まだ私自身がよく理解していなかったのだ。夏さんも少し落胆したようだが、それでもこう言った。

「医者にガンといわれてから、考え方がガラッと変わっちゃった。そんな病院があるというだけで、元気になれるのよ。その病院のこと、いろいろわかったら、教えてね」

私も「そうする」と約束し、その日は別れた。そして、一カ月近くたった頃、また夏さんから電話があった。生き生きした元気な声で、以前の彼女に戻っていた。ガンはなんと「誤診だった」と言うのだ。数日前、結核専門病院でレントゲンを撮ると、左肺の影はまったく消えていた。医師は「肺ガンでもなんでもありませんよ。このレントゲン写真を持って、前の病院へ行ってください」。狐につままれたような気持ちで、以前の総合病院へ行った。担当医は無愛想にただ一言、「ガンじゃなくて、よかったじゃないですか」。

「ムカッとした」夏さんが「つまり、この病院の誤診だったんでしょ？」と詰め寄ると、「こういうことも稀にあるんです」。

そのいきさつを話す夏さんの声は、晴れ晴れとして笑いも交じった。彼女から話を聞いて以来、気がかりだった私も、なにか肩の荷が下りたような気分になったものだった。

中嶋夏さんの場合、こうして誤診ですんだが、もう一人、私にとって大切な人がこの時期、実際にガンと闘っていた。元毎日新聞記者の林芳典氏である。毎日新聞の経済部記者として活躍した林氏は、『エコノミスト』編集長などを経て、論説副委員長を最後に定年退職した。現役時代には「新聞界三筆」に数えられた名文家でもあった。

一方、私は学校を出て週刊誌記者になったが、早くに記者をやめ、マスコミとは無縁の世界で二十代、三十代を放埒に暮らした。四十代半ば、ある官庁ニュース誌にもぐりこみ、そこで出会ったのが林氏だった。なぜか目をかけてもらい、そのニュース誌も飛び出して仕事のない私に、企業ルポや社史の執筆を紹介してくれ、曲がりなりにもライターで暮らしていけるようになった。最晩年にごく短期間つきあった草柳大蔵氏とは異なり、林芳典氏は正真正銘、私にとって十数年来の師匠にあたる人だった。

やはり帯津三敬病院の取材を始めてまもない八月初め、ある有名企業社長の夫人と長女が何者かに惨殺され、自宅が放火されるという衝撃的な事件が起きた。事件の一年ほど前、その会社は創立五十周年を記念する上下二巻の社史を刊行したが、それを分担して執筆したのが林氏と私だった。世間を震撼させた事件であり、当然、各新聞や週刊誌が動くが、社史執筆者は社内事情に詳しいとみられる。事件数日後、林氏から電話が入り、「私のところに記者が取材にきたよ。君のほうへも行くと思うが、ウラの取れている事実だけを話すよう」など、いくつかのアドバイスをしてくれた。立場は逆だが、新聞記者に戻ったような張りのある声だった。予想通り、私も週刊誌の取材を受けたが、実はその頃、林氏はガン闘病の真っ最中だったのだ。

その年の五月、杏林大学病院で右肺のガンを告知され、六月に手術を受けた。手術は成功したかにみえたが、九月末には肝臓転移が発見された。抗ガン剤治療を受けたものの、病勢は進む一方で、年末には「もう打つ手がありません」と医師に宣告された。ガン闘病を林氏は、友人知人のだれにもいっさい話さず、もちろん私も知らなかった。

それまで私は、自分の本が出版されたり、記事が雑誌に掲載されると、林氏に贈っていた。電話やハガキで、簡潔で的を射た感想を述べてくれるのが常だったが、帯津良一医師を書いた『AERA』には返事がなかった。忙しいのだろうと思い、私はとくに気にとめることもなかったが、ちょうどその頃、林氏は肝臓転移を告げられ、壮絶なガンとの闘いの最中だったのだ。年末になってそれを知り、私は愕然とするのだが、何より『AERA』の私の記事が、闘病中の林氏をガン代替治療に目を向けさせるだけの力がなかったことに、ホゾを嚙む思いをした。

そんな林芳典氏の闘病は知らなかったものの、中嶋夏さんにも自信をもってガン代替治療を勧めることができなかった私は、さらに帯津三敬病院の取材を継続しようと思った。また病院通いを再開し、各治療法の担当者に話を聞く一方で、帯津医師のもとで実際にガンを克服した人たちを取材してみたいと考えた。そこで、帯津氏がすでに著書で公表している以外の患者を紹介してくれるよう依頼した。やはり山田婦長の手をわずらわせ、四人の方たちを紹介してもらった。

〇二年初秋から晩秋にかけ、その人たちを訪ね歩きながら、私はつぎつぎに驚きを経験することになった。いずれも「死の淵から蘇った人たち」だったのだ。なお、この四人の方たちは月刊誌『新潮45』（新潮社発行）に執筆予定で取材した。以下、文中の病状経過や年数などは取材時点のもので、一部仮名にしている。

大学病院で「死んでいた私」

最初に会ったのは、埼玉県入間市の坂本栄子さん。毎週の丹田呼吸法に通っているというので、呼吸法を終えたあと、病院内の一室を借りて向かい合った。

「こういうマスコミの取材、私、苦手なんですけど、ガンになってちょうど十年、区切りになるかなと思って、お受けしたんです」

呼吸法を終えたばかりのせいか、やや上気した顔だが、もの静かな口調で語ってくれた。

坂本栄子さんは昭和二十（一九四五）年生まれ、二人の子供がいる主婦である。栄子さんが自分の体の異常に気づいたのは十年前、生花店で働いていた頃だった。便に少し血が混じるようになったのだ。四十七歳のそれまで、これといった病気もしたことのなかった栄子さんは、不安になって近くの個人病院へ行った。「痔でしょう」と診断され、半年ほど通院したが、やがて血便がひどくなり、さらに、腰から背中にかけて痛みが走るようになった。

「痔なんかじゃない」と感じた栄子さんは、胃腸専門病院を訪れた。検査を受けたものの、原因ははっきりせず、県内の防衛医大病院を紹介された。防衛医大での精密検査の結果、「肛門から十センチのところにポリープができている」という診断で、「肝臓にもウミがたまっているので、手術が必要」と言われた。典型的な大腸ガンの症例だが、主治医はガンとは口にしなかった。

現在、どの病院でも特殊な場合をのぞいてガンの告知が一般的になってきているが、当時はまだ患者本人には隠す例のほうが多かったのだ。「ポリープ」と聞いたとき、栄子さんの脳裏に一瞬、ガンという言葉がよぎったが、「まさか私がガンに……」と打ち消した。主治医から口どめされていた夫も「良性のポリープ」と言い、それを信じた。しかし、実際には急速に進む進行ガンだったのである。

大腸ガンは直腸ガンと結腸ガンに分かれるが、栄子さんの場合、直腸にガンができていた。大腸ガンは男性では肺ガンについで、女性では乳ガンについで死亡率が高い。肝臓に転移しやすいからで、栄子さんがまさにそれだった。治癒率（五年生存率）は五〇パーセント、つまり助かる確率は半分、それも根治手術でガンを取り切ることができればである。

防衛医大病院に入院し、手術を受けた。七時間にもおよぶ手術だったが、ガンをすべて取り切ることはできなかった。もっとも、これも栄子さんは後になって知ったことだ。主治医に「ポリープはきれいに取れましたよ。あとは整腸剤を飲んでください」と言われ、薬を渡された。その薬を服用した夜、栄子さんはまわりが真っ白な壁の部屋に閉じ込められた夢を見た。その真っ白な壁がサラサラと音をたてながら崩れていく、なんとも気味の悪い夢だったという。

飲んだ薬のせいのような気がしたが、主治医は「ただの整腸剤ですよ」と取り合わなかった。事実が分かったのは、見舞いにきてくれた友人によってだった。栄養士をしている友人に、その薬を見せると、「これ、抗ガン剤よ」。自分がガンにかかるなど想像したこともなかった。どこか深いところへ突き落とされたような気持ちだった。主治医に「先生、これは抗ガン剤で、私、ガンなんでしょう?」と問うと、夫が話したと勘違いした主治医は、「喋らないでといったのに、しょうがないな」と暗に認めた。

ここから栄子さんのガンとの闘いが始まるのだが、彼女の場合、問題は抗ガン剤に対する拒絶感が強かったことだ。一度服用し、気味の悪い夢を見たこともあって、どうしても抗ガン剤を飲む気になれなかった。主治医は「これ以外に治す方法はないんですよ。飲んでください」と怒鳴るような口調で言い、夫も「先生のいう通りにして」と勧めたが、栄子さんはどうしても飲めなかった。夢のせいというより、自分自身でも理由のわからない拒絶感があった。

抗ガン剤に抵抗感を持つ患者は少なくない。前出の真野明子さんのように、身内のだれかが抗ガン剤の副作用で苦しんだすえ、亡くなったという体験を持つ人によく見られる。また、そういう体験がなくとも、細胞毒ともいうべき抗ガン剤に対する本能的な拒絶感をいだく人もいる。栄子さんがそれで、とくにその感覚が強かったのだ。栄子さんは主治医に「どうしても抗ガン剤が飲めないんです。先生、他の治療法はないんでしょうか」と、すがるような思いで尋ねたが、「ありません。あなたの場合には、この抗ガン剤しかないんです」。

西洋医学では、ガンの部位や進行度に合わせ、どの抗ガン剤をどのくらいの量でどのくらいの期間投与するというプロトコル（手順）が定められている。つまり、マニュアル治療である。大腸ガンの場合、抗ガン剤の効果は低いとされているが、根治手術できなかったとき、それ以外に西洋医学での治療手段はほとんどない。どうしても抗ガン剤を受けつけない栄子さんに、主治医は「抗ガン剤を飲まなかったら、長くて二年です。あとで絶対に後悔しますよ」と宣告したが、それでも栄子さんは服用できなかった。

一ヵ月半で防衛医大病院を退院、自宅に戻った栄子さんは暗然とした日々を送っていた。ワラをもすがる思いで、総合ビタミン剤を一日三十錠も飲み、人参ジュースやりんごジュースを毎日飲んだ。そうしながらも、「長くて二年」という主治医の言葉が頭にこびりついて離れなかった。そんなとき、栄子さんは友人に帯津三敬病院を教えられたのである。

帯津三敬病院は漢方薬や気功などでガン治療を行なうという。そんなもので治るのだろうかと栄子さんは半信半疑だったが、抗ガン剤を拒否する患者も受け入れてくれると聞き、訪ねて行く決心をした。夫もやはり、代替療法によるガン治療を信じられなかったが、栄子さんがどうしてもというので病院へ同行した。帯津良一医師に初めて会ったときの印象を栄子さんはこう語る。

「なんていうか、すごく懐かしいという感じがしたんです。初対面なのに、どこかでお会いしてるような感じで、家族とは違う不思議な親しみを感じましたね。この先生なら安心して任せられる、そう思いました」

どうしても抗ガン剤が受けつけられないと訴える栄子さんに、帯津医師は笑顔で言った。

「わかりました。無理して抗ガン剤を服用することはないんですよ。他にも治療法はたくさんありますから、一緒に頑張りましょう」

夫婦ともども思いつめたような暗い顔をしていたが、この言葉に一筋の光を見いだした。根治手術ができなかった栄子さんは、防衛医大病院を退院したあとも出血が止まらず、帯津三敬病院でその処置を受けながら、まず免疫系の漢方薬を服用することから治療を始めた。この間、防衛医大病院へも行ったが、これは漢方薬によるガン治療に不安を覚えた夫が強く勧めたためだった。防衛医大病院の主治医は「漢方薬なんかでガンが治るわけがない。とにかく抗ガン剤を飲まないと助からないよ」の一点張り。まだ迷いはあったが、栄子さんは「自分が信頼できるほうを選ぼう」と、帯津三敬病院だけに絞り、以後、防衛医大病院へは行かなかった。

漢方薬と同時に、帯津三敬病院で食事指導を受け、玄米食に切り替えた。そして、病院の道場にも通い始めた。気功、太極拳、呼吸法とあらゆるものに取り組んだが、帯津医師に「全部やるのもいいですが、自分に合うものをずっと続けることが大事なんですよ」と指摘された。栄子さんが「これが一番自分に合う」と選んだのが丹田呼吸法だった。

前述したように、週に一度開かれる丹田呼吸法の教室は、帯津医師が指導する。初めて出席したとき、患者の前で上半身裸になって指導する帯津医師に驚いた。「病院の一番偉い人がここまでやってくれる」ことに感動もし、以後、毎週欠かさず呼吸法教室に通った。二週間に一度処方してもらう漢方薬を飲み、玄米食を食べ、呼吸法に通う。防衛医大病院のそれとはまったく異なる治療法だが、栄子さんはそれでガンを克服できる自信がついたのだろうか。初めはそうではなかった。

「最初の一年余りは、不安で不安でたまりませんでした。手術で取り切れなかったガンがいつまた進行し始めるかもしれない。ガンに追いつかれてしまうような不安にかられながら、とにかく呼吸法にしがみついていたんです。週一度、帯津先生の呼吸法の指導を受けたあと、『ああ、これでまた一週間生きられる』、そんな思いでしたね。一度、どうしても病院へ行けなかったんですが、そのあとの一週間、すごく息が苦しくて、それからは何があっても呼吸法を休まないようにしました」

帯津三敬病院での漢方薬治療や呼吸法トレーニング、また気功にしても太極拳にしても、これらで直接ガンを治すことを目的にしているわけではない。患者の体や気の乱れを正し、自然治癒力を高めながら他の療法とも組み合わせて、総合的な回復をめざしている。しかし、漢方薬も呼吸法もすぐに効果が現れるものではなく、当然、切羽詰まった思いのガン患者が不安にかられることもある。

坂本栄子さんが典型的な例で、帯津医師の目にも「とにかく一生懸命に呼吸法をやってるんですが、表情は暗いままでした」と映っていた。その栄子さんの表情が明るくなってきたのは一年が過ぎてからだった。その頃から体調がよくなり、腫瘍マーカーの数値も低く安定してきたのだ。栄子さんの場合、不安をかかえながらも「自分にはこれしかない」と、一日も欠かさず漢方薬を飲み、玄米食を食べ、毎週欠かさず呼吸法に通ったことが功を奏したのかもしれない。

理由は分からずとも、体調がよくなったことが自覚でき、検査の数値も実際に安定してくれば希望がわいてくる。いまの治療法でいいのだと、自信もついてくる。栄子さんはイメージ療法など他の治療法も試してみたが、あまり自分には合わず、漢方薬、食事療法、呼吸法の三つを二年目以降も欠かさず続けた。やがて、防衛医大病院の主治医に宣告された二年が過ぎた。玄米食は家族にも負担がかかるため三年間でやめたが、漢方薬と呼吸法を治療の二本柱にした。

三年が過ぎ、四年目も無事に過ぎた。通院に付き添っていた夫も安心し、栄子さんは自分で車を運転して呼吸法教室に通うようになった。体調もよく、腫瘍マーカーもずっと安定したままで、栄子さんの表情はすっかり明るくなっていた。防衛医大病院を退院して四年余りがたった頃、突然、その防衛医大病院から夫あてに手紙が届いた。

「開封して、びっくりしましたよ。『奥さんはいつ、どのようにお亡くなりになったのでしょうか』というアンケートだったんです。その頃は、防衛医大で『長くて二年』と言われたことも忘れてたくらいでしたが、あの病院では、私はもう死んだはずの人間になっていたんですね。電話して『私、生きてるんですけど』と言おうかとも思いましたが、それもヘンなので、手紙を帯津先生に見せたんです」

帯津医師は「こういうのは、かえって縁起がいいんですよ。そのまま放っておきなさい」と笑い飛ばしたが、放っておけない人がいた。山田総括婦長である。正義感も向こうっ気も強い山田婦長はその手紙に憤慨した。「よく調べもしないで、なんて失礼な。人をバカにしてる。坂本さん、『私は死んでません。呼吸法で元気いっぱいです』って書いて出しなさい」と、本人以上に怒りながら言い、栄子さんはその通りにした。防衛医大病院から栄子さんにあて、丁重なお詫びの手紙が送られてきたのは、それからまもなくだった。

抗ガン剤を拒み、現代西洋医学の統計上は「当然、死んでいるはずの患者」だった栄子さんは、その後も漢方薬と呼吸法を続けた。腫瘍マーカーはずっと正常値を維持し、漢方薬は八年でやめた。一方、呼吸法は栄子さんにとってすっかり生活のリズムになっており、帯津医師が「呼吸法の鑑」と呼ぶほど熱心に通っている。さらに、呼吸法教室とは別の日に太極拳にも参加するようになった。

手術から十年、現代医学で治癒とみなされる五年の倍の期間も経過した。まったく普通の日常生活を送っている栄子さんは、いまの状態と心境を淡々とこう語る。

「婦人科でCTをかけると影が出て、それで精密検査を受けると何も出てこない、そういうのが結構あるんです。呼吸法を続けているせいで、悪化しないいんだろうと思います。もし帯津先生に出会ってなかったらと考えると、ぞっとしますね。健康食品あさりなんかしたすえ、死んでたでしょうね」

死がペケからマルに

「彼女の闘病はすごいですよ」

埼玉県戸田市の山本富美子さん（仮名）の連絡先を教えてくれた山田婦長が、そうつけ加えた。どうすごいのか尋ねると、「ご本人にお聞きになって」と笑顔でかわされた。その山本富美子さんとJR赤羽駅前の喫茶店で待ち合わせ、私は少し早めに着いた。十一月初旬の午後だった。通りに面した喫茶店のガラス窓いっぱいにやわらかな日差しがあたっていた。うだるような暑さのなかで取材をスタートして三ヵ月、日差しが快い季節になっていた。

約束の時刻ぴったりに、山本富美子さんが現れた。白髪まじりの品のいい女性で、「すごい闘病」を経験した人には見えなかった。だが、いざ話を聞き始めると、これがたしかにすごかった。病気そのものもそうだが、人生のギリギリの崖っぷちに立たされた人の闘い方としてすごいのである。

山本富美子さんは昭和十五（一九四〇）年生まれで、長男、次男、長女と三人の子供を持つ専業主婦。ガンにかかったのは九一年秋、五十一歳のときだった。当時、大手企業に勤める夫の赴任先の山口県徳山市に住んでいた富美子さんは、あるとき、自分で乳房を触ってみると、左側にしこりを感じた。おやと思ったが、とくに気にもしなかった。しかし、しこりは無くならず、一カ月ほどたって、市内のT総合病院を訪れた。精密検査の結果は乳ガン、医師にこう告げられた。

「左乳房に親指頭大の腫瘍が二個、リンパ節にも数個以上転移しており、進行度はIIIの中」

アメリカなど先進国に多く見られる乳ガンは現代病ともいわれ、日本でも患者数・死亡者数ともに急速に増加している。乳ガンの治療は手術が中心で、進行度Iの場合の五年生存率は九七％近くに達している。つまり、早期発見・早期治療が有効なガンなのだが、厄介なのは進行度が高く、他に転移している場合であり、富美子さんがそれであった。

「左乳房の全摘手術になる」と聞かされ、富美子さんは暗然とした。女性にとって乳房を失うことは耐えがたい精神的苦痛だが、彼女の闘病生活はそれだけではすまなかった。T病院で全摘手術後、抗ガン剤、放射線、ホルモン療法と、あらゆる治療を受けた。だが、手術して十カ月後、病院で診察を待っているときだった、同病の知人に「鎖骨への転移がこわい」と聞き、気になった富美子さんが自分の鎖骨に触ってみると、小さなしこりがあった。それまで痛みもなく、少し前の検査でも「異常なし」だった。再検査を受けると、果たして「左鎖骨上リンパ節転移」――。

それは、富美子さんにとって病気だけでなく、人生最悪のときであった。夫は大企業のエリート技術者、三人の子供に恵まれ、傍目には幸せな専業主婦に映っていた富美子さんだが、長女は十五年ほど前から心身症をわずらい、入退院を繰り返していた。おまけに、富美子さんが乳ガンの手術を受けてまもなく、次男が勤め先から失踪し、行方不明になった。そこへ、自分自身のガン転移である。

「そういう家庭環境と病状が重なり、精神的に追いつめられ、ひどく落ち込みましたね」

いまは穏やかにそう語る富美子さんだが、こんな状況に追いつめられたガン患者の心中は想像を絶する。実はこの少し前、富美子さんは洗礼を受けクリスチャンになっていた。取材の折りはごく簡単に「クリスチャンです」としか語らなかったが、あとで富美子さんは私に手紙を送ってくれた。そこにはこう書かれていた。

「娘が心を病み始めた時、私は今までの自分を根元から否定され、まっさかさまに倒されたようなショックと、絶望感と自己憐憫のるつぼの中でのたうちまわり、出口が見えないまっ暗やみのトンネルの中に引きずり込まれていました。そんな私を友人が自分の行っている教会へ誘ってくれました。戸惑いながら入った聖堂の正面の上に書かれた『すべて、疲れた人、重荷を負っている人は、わたしのところに来なさい。わたしがあなたがたを休ませてあげます』という言葉が目に飛び込んできました。優しいシスターにも出会い、教会へ通うようになっていました。乳がんになり手術と決まった時、『天国に籍をつくっておきたい！』と思い、術後の復活祭に洗礼を受けました」

そのあと、こう続く。

「クリスチャンとは名ばかり、『私が何故がんに！』と、恨みと怒りにまみれ、『死』は敗北、恐怖の対象でしかありませんでした。再発転移イコール死で固まっていました」

十五年間教会へ通い受洗したクリスチャンにも、ガン死の怖れを前に心の平安を得ることはできなかったのだ。しかも、その後の治療はさらに耐えがたいものだった。

鎖骨転移後は、以前にも増して強力な抗ガン剤投与と放射線治療が行なわれた。放射線は一日おきに二十回余り受けたが、副作用で食道潰瘍になった。抗ガン剤の副作用はさらにきつく、間断ない吐き気にみまわれ、胃がもたなくなり、食べものを受けつけなくなった。主治医にそれを訴え、座薬の抗ガン剤に切り替えたが、今度は肛門の粘膜が傷つき、ひどい痛みのため、中止した。

T病院の主治医は夫の会社の産業医も兼務しており、富美子さんの治療に真剣に取り組んでくれた。しかし、「いまのこの治療法以外にはないんです」と気の毒そうに言うばかりだった。富美子さんに助けの手を差し伸べたのは、心身症の子供を持つ親の集いで知り合った東京の友人だった。友人は、ろくに食事もとれない富美子さんに、ガン患者の食事指導で知られる幕内秀夫氏の存在を教えた。富美子さんはすぐに幕内氏に電話で相談、幕内氏があげたのが帯津良一の名だった。

「それで帯津先生の本を読んでみたんです。西洋医学だけでなく、いろんなガン治療法をやっておられると知り、ぜひ帯津先生の病院へ行きたいと思ったんですが、娘はそんな状態だし、主人には仕事があります。自分のために家をあけ、お金を使ってもいいのかどうか、ずいぶん迷いました」

そんな富美子さんに、「自分がいいと思ったことをやったほうがいいよ」と背中を押してくれたのは夫だった。徳山市で入院中も、毎日病院へ通っていた夫は、こののちも、いろんな局面で富美子さんの闘病を精神的に支えた。ガン治療に家族の支えはきわめて大きな役割を持つ。富美子さんの場合、子供たちのことでストレスをかかえながらも、それを補う夫の支えがあったのである。

転移を告げられてから四ヵ月後、山本富美子さんは山口県から上京、友人にともなわれ帯津三敬病院を訪れた。名前を呼ばれて診察室に入り、帯津医師と初めて顔を合わせたときのことを、富美子さんは「いまでも思い出すと胸が熱くなる」と語る。といって、帯津医師は特別なことをしたわけでも、言ったわけでもない。富美子さんに椅子を勧めながら、笑顔で「遠くから大変でしたね。どうでしたか？」と声をかけただけだ。

「その瞬間、なぜか母を思い出したんです。子供の頃、お腹が痛くなって、苦しみながら学校から帰ってきたことがありました。家で割烹着を着た母が『お帰り』と迎えてくれ、私が泣きべそをかきながら『お母ちゃん』と言うと、『どうしたの？』と母が抱きとめてくれたんです。その母の姿が、帯津先生の声を聞いたとたん、ふいに浮かんだんですね。母と同じように、すっぽりというか、がっしりというか、暖かく受けとめてもらえる、そんな感じがしたんですね」

先の坂本栄子さんと同じように、医療者としての、また人間としての帯津良一という人の「やさしさ」を、富美子さんも直感的に感じ取ったのだろう。ガンという死の病を背負わされた患者にとって、何より求めているのがそれだ。ここには西洋医学とか代替医療とかの枠組みを超えた、医療の原点がある。そのあと、帯津医師から病院で実践しているさまざまな治療法の説明を受けながら、富美子さんは「ここでなら、本当にガンが治るかもしれない。また、再発を防ぐ方法も身につけることができるかもしれない」と、希望の灯がともるのを感じていた。

富美子さんの入院は一カ月の予定だった。大変な状況の家をあけるのはそれが限度で、その入院中に治療法を身につけ、あとは自宅で実践するつもりにしていた。そして気功、呼吸法、太極拳に始まり、漢方薬、イメージ療法、ビタミンC大量投与、丸山ワクチン、鍼灸、ビワの葉温灸、さらに健康食品までと、病院で行なわれているほとんどの治療法に取り組んだ。一度に何でもやればいいというものではないが、それだけ富美子さんはガン死に対する不安におびえていたのだ。

そして、一カ月がたち、退院の準備をしていた矢先のことだった。富美子さんを突然の悲劇がみまった。クモ膜下出血で倒れたのである。すぐに専門の脳外科がある埼玉医大医療センターにかつぎこまれた。二度の手術で一命は取りとめたが、意識不明の状態が十日も続いた。ようやく意識が戻ったとき、富美子さんはだれかが自分の名を呼ぶのが聞こえた。夫の声だと分かったが、その姿が見えなかった。眼球の硝子体に出血したため、目が見えなくなっていたのだ。

視界全体が昼間は牛乳風呂にでも入ったように白く濁り、夜は逆に黒く閉ざされる状態だった。おまけに、手術時に嚥下神経を切断したため、食べることも飲むこともできず、声も出せなかった。ベッドに横たわり、鼻から管を通し飲物を入れることで命をつなぐしかできない。ガンに加えて、さらに追い討ちをかけられたようなものである。並の精神力ではとうてい耐えられない。見舞いに訪れた帯津医師も「正直なところ、これでヘナヘナになってしまい、もうガンとは闘えないかもしれないと思った」ほどだった。

だが、富美子さんはみごとに立ち直った。埼玉医大病院に一カ月半入院したあと、「クモ膜下出血で弱ってしまったところへ、ガンがまた頭をもたげてくるんじゃないかと不安になり」、彼女はもう一度帯津医師のもとでの治療を希望、まだ目が見えないまま車椅子で転院した。前と同じように、できるかぎりの治療法に挑戦したが、なにしろ目が不自由、前と同じようにはいかなかった。帯津医師が指導する朝の気功にも毎日参加したが、別棟の道場まで自分で歩いていけない。手助けしてくれたのが同じ病室の患者だった。大部屋のその病室は富美子さんをふくめほとんどがガン患者だったが、アトピー性皮膚炎の十九歳の患者がいた。娘のような年齢のその女の子が毎朝、「富美ちゃん、気功、行こう」と声をかけ、道場まで手をつないで連れて行ってくれた。

道場では帯津医師の動きに合わせて患者も練功するが、その動きが見えない。富美子さんは壁に手をかけたまま、まわりの気配に合わせながら、のろのろと動いた。こんな気功に果たして意味があるのかという思いもあったが、彼女を支えたのは帯津医師の「ただ道場に来ているだけでもいいんですよ。患者さんみんなで練功すると、その場のポテンシャル・エネルギーが高まります。そのエネルギーを体に取り込むことも治療につながるんです」という言葉だった。

こんな日々を送りながら、富美子さんの再入院は半年近くにも及んだ。その間、定期的に検査を受けていたが、再入院前に高かった腫瘍マーカーは徐々に下がり、ほとんど正常値を保つようになった。同時に、目のほうも少しずつ見えるようになってきた。クモ膜下出血で倒れたときの絶望的な状態から見れば、信じがたいほどの回復ぶりだが、富美子さんはそれについてこう回想する。

「クモ膜下出血をやったことで、向かうものがガンだけじゃなくなったんですね。まず、目の不自由なことを克服しなくちゃいけない。これがかえってよかったと思うんです。帯津先生にこういわれたんです。『最初はガンの恐怖にがんじがらめに縛りつけられていたが、クモ膜下出血になったことで、ガンとの間に距離ができた。その隙間が心を耕す格好の肥やしになったのでしょう。みごとな心変わりでしたね』って。自分でもそう思います。それまではガンで死ぬ不安にばかりとらわれていたのが、ふっと緩んだという感じでしたね」

クモ膜下出血が緩衝剤となったわけだが、富美子さんはさらに、こうつけ加える。

「でも、一番大きいのは、いつも帯津先生のお話をうかがってるうちに、死ぬことの意味が自分のなかで変わってきたことです」


前述したように、帯津医師は入院時の患者との面談で、「絶対に治ってみせるという気持ちと、いつでも死ねるという気持ちを共存させる」ことの大切さを説く。死におびえるガン患者に最初から「死」という言葉を持ち出すのだが、さらに週に一度、患者を対象にした院長講話で「死」や「死後の世界」を積極的に口にする。医療の世界、ことにガン治療の現場ではタブーの言葉を、自らの死生観を交じえながら語る。


一般のガン病棟では、「死」という言葉を避け続けたすえに、「余命」の宣告によって患者に「死」を突きつけ、治療を打ち切る。決して「余命」という言葉を口にしない帯津医師は、常に「今日より良い明日を」と励ましながら、一方で、折りに触れ「死」や「死後の世界」を語る。そういう帯津医師の治療を受け、話を聞くことで、富美子さんの内面でどんな変化が起きたのか。

「先生に出会うまで私は、死は恐いし、考えまいとしていました。だから病気の娘に対しても、とにかく生きてさえいてくれればと、しがみつくように思ってたんですね。そこへ自分もガンになり、死が何より恐い黒々とした壁のように立ちはだかってきました」

どこのガン病棟でも、患者は死と隣り合わせに日々を送っている。帯津三敬病院もむろん例外ではない。現代医学の常識では奇跡的としかいえないようなめざましい回復例のある一方で、亡くなる患者も少なくない。他の病院から見放された末期ガン患者などが集まるため、ベッド数と比較した死亡率はむしろ高い。半年間という長期入院を経験した富美子さんは、その間、多くの闘病仲間の死を見送った。

「まだ目が不自由な頃、相手の顔が見えませんから、隣のベッドの人とはいつも手を握って挨拶してたんです。朝起きると、隣のベッドに手を差し出し、握手してお互いに『おはよう』というんですね。でも、ある朝、手を差し出しても握り返してくる手がないんです。前夜、急に具合が悪くなって運び出され、そのまま亡くなってるわけです。そのベッドにまた、新しい人が入ってきて、毎朝、握手して『おはよう』。そしてある朝、また握り返してくる手がない。そんなことの繰り返しでしたね」

隣り合わせの死が自分の死の影となる。目をそむけても影はついてまわる。こういうとき、患者はどんな反応をするだろうか。恐怖におびえて落ち込む、パニックになる。あるいは、あきらめに逃げ込む。ガン病棟の暗さはそういう患者たちの心理状況からかもし出されるが、帯津三敬病院の病棟には、その暗さがあまり感じられない。さまざまな治療法が用意され、それに取り組むことで患者が自ら希望を見いだしているためであり、もうひとつは、帯津医師が講話などで折りに触れ、死をタブーとせず語っているからであろう。

もちろん、患者たちの考え方や感受性はさまざまであり、帯津医師の話を聞いたからといって、だれもが死についての自分の考えが変わるわけではない。キリスト教という下地があった富美子さんは、さらに長期入院だったこともあり、帯津医師の講話を聞く機会も多かった。そして、自分の中で起きた変化を彼女はこう表現した。

「死がペケからマルになっちゃったんです」

自分の言葉がおかしかったのか、富美子さんは小さく笑い、視線を窓の外に移した。富美子さんの視力は完全に回復している。そこには秋の昼下がりのおだやかな日差しがあふれ、そのなかを駅へ向かう人たち、駅から出てくる人たちが行き交っていた。死から最も遠い風景を見ながら、富美子さんは「ペケからマル」の意味を語ってくれた。だが、言葉が足りないと思ったのか、やはりあとの手紙に詳しくこう書いてきてくれた。

「入院中の講話の中で、先生の『ビッグバンの時に誕生したいのちが、この地上に降りた瞬間からその生命場のポテンシャルを調え始め、それが最高に達した時が〝死〟であって、〝死〟は負けでも最後でもなく、いのちの故里である虚空へ向けての百五十億年の復路の新たな出発の時』という死生観を幾度も聴くうちに、聖書の『人は病気によって死ぬのではなく、神さまがわたしの所に来なさいと言われた時が死ぬ時で、死は終わりなどではなく、イエス・キリストと一緒にいられる最高の幸せの始まり』という死生観が、私の中で絡みあって〝永遠のいのち〟という真理に収斂されてゆき、帯津先生への信頼感と、聖書の信仰が相乗的に深まっていったように思います」

帯津医師の言葉を正面から受けとめ、それを信仰と結びつけ、自ら「死をペケからマルに」克服していったのだ。

退院して九年がたつ。リンパ節の固くなった部分には、まだガン細胞が残っている可能性もあり、時々頭痛に悩まされているが、検査の数値はずっと安定している。夫が東京本社に転勤になり、埼玉県に転居してからは、数カ月ごとに帯津三敬病院の定期検診を受け、丸山ワクチンを自分で注射しながら、週に一度は自宅近くの太極拳教室に通っている。

「娘の病気、失踪した次男と、家庭環境は前と同じですが、ガンもふくめてあるがままに受け入れ、毎日を生きています」

凛とした声で最後にそう言った富美子さんは、おだやかな日差しの下、日常的な風景の中の一人となって去って行った。

再発・再々発・転移を乗り越える

山本富美子さんに会った翌々日、三人目の中野弘恵さんに電話した。山田婦長からすでに連絡が入っていたようで、私の取材依頼に「いいですよ。どこでお会いしますか?」と元気な声で聞き返された。どこにするか考えていると、「帝国ホテルのロビーで、いかがですか？　その日に私、近くで会合がありますので」。異存なかったが、てきぱきした応答に、ガン患者というより女性実業家取材のアポでもとったような感じだった。

数日後、帝国ホテルで会った中野弘恵さんは、実際に東京都葛飾区で輸入陶器の販売店を経営するビジネス・ウーマンであった。隔月ごとにヨーロッパ、アメリカ、東南アジアへ商品買い付けに行くという弘恵さんはすらりとした長身、いかにもヤリ手女性実業家に見える。だが、ロビーに隣り合わせた喫茶室で話を聞き始めて驚いた。闘病歴二十一年という超ベテランのガン患者なのである。

昭和三十一（一九五六）年、東京生まれの弘恵さんが、最初にガンにかかったのは二十四歳のときだった。父が建築会社を経営する裕福な家庭に育ち、短大を出てすぐに実業家の男性と結婚。一人娘にも恵まれ、何不自由のない幸せな生活を送っていた。たまたま父親の会社の集団健診を受けると、レントゲンで右肺入口に影が写った。国立松戸病院で精密検査をした結果、「右肺門の悪性リンパ腫」と診断された。これはリンパ組織の細胞がガン化する血液のガンであり、ホジキン病と非ホジキンリンパ腫に大別される。ホジキン病は日本人には少ないが、弘恵さんがかかったのがこれだった。

子供の頃から病気ひとつしなかった弘恵さんにとって、まさに青天の霹靂だった。つてを頼って東京の癌研究会附属病院（癌研）を訪れると「すぐに手術を」と言われた。開胸手術を受けたが、主治医に「難しい部位なので、再発の可能性もある」と告げられた。まだ二歳の娘を抱きしめながら「この子が何歳になるまで生きていられるのだろう」と、暗澹たる思いだった。

果たして七年後、同じ部位に再発した。癌研病院に二ヵ月間入院し、抗ガン剤治療を受けたが、これがすさまじいものとなった。悪性リンパ腫は、最初の治療で全部の腫瘍細胞を取り除くことができなかった場合が、最もやっかいといわれる。抗ガン剤をいくつか組み合わせて使うのだが、造血機能が低下するぎりぎりのところまで大量投与しないと効果があがらないのだ。弘恵さんは点滴で抗ガン剤を投与されたが、朝から夕方まで十五回、これを何日も繰り返した。

「髪は全部抜けるし、吐き気もものすごいんですよ。吐いて吐いて、最後は血しか出ない。若いから耐えられたんでしょうね」

退院後も癌研病院での通院治療を続けていた弘恵さんは、長女が小学校六年生になったとき、ある決心をした。以前から関心のあった外国製陶器を輸入販売する店を開くことだ。いつまた再発するかもしれないガンをかかえる身、当然、夫をはじめ周囲は猛反対したが、「私はいつ死ぬかわからない。病院と家しか知らない専業主婦のままで死にたくない」と、反対を押し切った。

こうして三十四歳のとき、小さな店をオープンし、一人で商品買い付けに海外へ飛ぶ生活が始まった。英語もあまり得意ではなく、輸入販売業務もまったくの素人だったが、弘恵さんはがむしゃらに取り組んだ。仕事をしているときだけが、ガンを忘れていられるからだった。間をおきながら抗ガン剤治療を受け、脱毛した頭にカツラをかぶって海外へ出かけた。

帯津三敬病院との出会いは、店を開いて二年後だった。友人が帯津医師の著書を贈ってくれたのがきっかけだったが、半年ほどはそのまま放っていた。あるとき、なにげなく手に取り、読み始めた。漢方薬や気功で自然治癒力を高め、ガンと闘う治療を実践していると書かれていた。「この先生なら、私のガンも治るかもしれない」、そんな感触を得た弘恵さんは、とにかく一度、帯津医師の診察を受けたいと考えた。

「それで、癌研の先生に紹介状を書いてくださいと頼んだんです。ところが『漢方薬や気功なんかでガンが治るわけがない。冗談じゃない』と言って、書いてくれないんですよ。でも、どうしても帯津先生に診てもらいたくて、出版社に電話して病院の電話番号を聞き、電話しました。自分の病状を説明して『紹介状がないんですが、診ていただけますか？』って聞くと、『紹介状なんて要りませんよ。どうぞ』。あとで山田婦長さんと知ったんですが、ぶっきらぼうのようで、すごく心にしみる言い方でしたね」

こうして帯津三敬病院を初めて訪れた。帯津医師の診察室の前の椅子に座り、順番を待っていると、中から声が聞こえてきた。「調子のいいときは、いまの治療法でいいと思ってください。悪いときは、別の方法がたくさんありますからね」。暖かく、安心感を与えられるような声だった。「この先生のもとでならきっと頑張れる」と思った。実際に対面した帯津医師は想像通りであった。

これ以降、仕事の合間をぬっては帯津三敬病院へ定期的に通院し、漢方薬を処方してもらうようになったが、それを伏せたたまま癌研病院にも通っていた。帯津医師への信頼は、診察を受けるごとに深まっていったが、一方で、有名なガンの専門病院である癌研病院を捨てることもできなかった。西洋医学と代替医療のあいだで揺れ動いていたのだ。

こんな時期が一年余り続いたが、再発から七年たった頃、腫瘍マーカーがまた上昇してきた。再々発の兆候におびえた弘恵さんは、「二股かけるのはかえっていけない。癌研を捨てよう」と決心した。そして、帯津三敬病院への入院を希望したが、帯津医師は、「悪性リンパ腫の再々発か、それとも他の炎症、たとえば結核とかの可能性もあります。大きな病院で検査をして再々発だとしたら、これは抗ガン剤が有効ですから、まず西洋医学で治療して、それからこっちへいらっしゃい」と言い、ある大学病院への紹介状を書いてくれた。そこで精密検査を受けると、果たして再々発だった。

大学病院の担当医はリンパ系ガンの大家といわれる医師で、検査の結果を帯津医師に電話で「立派な悪性リンパ腫です。ちゃんと治療したほうがいいですね」と知らせ、一方、弘恵さんには「癌研に戻りなさい」と命令口調で言った。それに反発した弘恵さんは、また帯津医師を訪ねた。「あの先生とはどうしてもウマが合わないんです。他の先生を紹介してもらえないでしょうか」と訴える弘恵さんに、「いいですよ。医者はいくらでもいますから」と、帯津医師は快く、今度は都立駒込病院へ紹介状を書いてくれた。

ところが、ちょうどこの頃、中学を卒業した長女が、アメリカ・テネシー州の日系の高校へ留学することになった。一人旅をさせるわけにいかないが、夫は仕事で付き添えず、弘恵さんがついていくことにした。

「咳も出てたし、体の調子が悪く、向こうで倒れるかもしれないと思いました。でも、そうなったらなったでしかたないと覚悟を決めて、娘を連れてアメリカまで行ったんです」

なんとか無事に帰国、すぐに紹介された駒込病院へ入院した。四カ月近い長期入院で、抗ガン剤治療と放射線治療を受けた。悪性リンパ腫は他のガンにくらべ、抗ガン剤が効きやすいといわれる。前述したように、さまざまな抗ガン剤を組み合わせて使用するのだが、弘恵さんにはあまり効果があがらず、レントゲンに写る右肺は真っ白のままだった。激しい副作用に耐えるうち、げっそりと痩せてしまったが、主治医は「使える抗ガン剤がもうなくなった」と頭をかかえた。

「アメリカの娘を呼び戻そうかとも思ったんですが、自分が賛成して送り出したんだし、それに戻っても、私が死んじゃったら意味がないと考え、娘にも入院を知らせないままでした。私はもともと明るい性格なんですが、以前、癌研に通ってた頃は、二年ごとくらいに、自分の命を考え、落ち込んでは泣いたりしてました。でも、もう使う抗ガン剤がなくなったと主治医にいわれたとき、それほど落ち込みませんでしたね。帯津先生に出会ってから、自分でも不思議なくらい元気に、前向きに考えるようになったんですよ」

夏休みにアメリカから一時帰国した長女は、病院へ母親を見舞った。やせ細った弘恵さんにびっくりし、「ママ、理科室の標本みたい」と思わず口にした。

都立駒込病院での治療を終え退院した弘恵さんは、改めて帯津三敬病院へ入院した。二カ月の入院中、病院の治療プログラムにできるかぎり参加した。朝から晩まですべての気功や呼吸法に打ち込み、イメージ療法を受け、病院食の玄米菜食を食べ、漢方薬を飲み、夜は薬湯につかりながら、闘病仲間と語り合った。幕内管理栄養士の食事指導も受けた。退院後も、自宅で玄米菜食をとりながら、ビデオをお手本に気功にいそしんだ。落ちていた体力も回復、仕事を再開し、また海外へ出かけ始めた。

だが、ガンというのはしぶとい。三年後、首のリンパ腺が蚊にかまれたように少しふくれあがった。痛みはなかったが、駒込病院で検査するとガンの転移だった。そのまま入院、「もし、あちこちガンが散らばっていたら、今度はダメかもしれません」と言われ、覚悟を決めた。幸い、転移は一部分だけだったため、放射線療法でことなきを得た。

この頃、アメリカの高校を終え帰国した長女が突然、「医大へ進学して、お医者さんになりたい」と言い出した。ガンと闘う母親を見てそう決心したのだと言う。娘の気持ちはうれしかったが、度重なる入院生活で、医師という職業の厳しさを知っている弘恵さんは反対した。だが、長女の決意は固く、埼玉医科大学に現役入学を果たした。

二十一年間で三度のガン発病と転移を体験した弘恵さんは、現在、駒込病院の主治医が移った都立豊島病院で定期的に検査しながら、三カ月に一度、帯津医師の外来診察を受けている。治療法としては、漢方薬と健康食品を飲んでいるだけだという。

「あのまま癌研にいたら、私、とっくに死んでたでしょうね。でも、ガンが治ったわけじゃないんです。絶対に治ってない。いま、目の奥にも卵巣にも腫瘍があるんですよ。原因不明でガンかどうかわかりませんけど。調べれば調べるほど、いろんなものが出てくるんです。はっきりいってボロボロ。でも、気にしないんです、私」

こんなすさまじいことを、快活な口調で笑いながら言うのだ。帝国ホテルの喫茶室、私たちのまわりでは、外国人もふくめエリートビジネスマンらしき人たちが談笑していた。傍目には私たちも、何かの商談でもしているように見えたかもしれない。

「腫瘍マーカーは落ち着いているし、レントゲン検査でもOKなんです。帯津先生に教わったことを守り、前向きに生きているからだと、自分ではそう思っています。『人間はいつかは死ぬ』と、みんないいますよね。でも、健康な人がそういうのと、ガンにかかった人がいうのとは、少し違うと思います。私はガンにかかるまでのんびりと育ち、二十代でガンになったので、いやが応でも死を考えるようになりましたね。闘病仲間で亡くなる人もたくさん見てきました。そんななかで、自分がものすごく強くなったと思います。神様に生かされ、『生きているあいだは何かしらやりなさい』といわれてるような気がします。こんなふうに強くなれたのも、帯津先生と出会えたからです」

隔月ごとに海外へ飛ぶ弘恵さんは、漢方薬を持参し、体得した郭林新気功を心がけながら歩く。丹田呼吸法も身についていて、とくに意識せずともそれができるという。

取材後、中野弘恵さんはまたヨーロッパへ発ち、現地から絵ハガキを送ってくれた。そこにはこう書かれていた。

「人生は一度きりで、その主役は良くも悪くも私自身です。これからも、癌患者である自分とそこそこ楽しくつき合っていければ——と思っております」

ホスピス行きを勧められた一年後

〇二年夏の終わり頃だった。週に一度の院内講話で、帯津医師がある女性患者の話をした。乳ガンの末期症状で寝たきり状態になったその患者は、大学病院から「もう、何も治療手段がありません。あとはホスピスへ」と宣告された。患者の夫がワラをもつかむ思いで、つてを頼って帯津医師のもとを訪れ、漢方薬とホメオパシーの薬剤を服用し始めた。すると、徐々に病状が上向きになり、一年後の現在、ホスピスどころか自宅で毎日、料理や掃除などの家事ができるまで回復したという。

講話を聞いていた患者たちは、一様に「おー」と小さな声をもらした。驚きと同時に、自分自身の希望がこめられたような声だった。私も驚き、ぜひともその女性患者と夫に話を聞いてみたいと思った。帯津医師に依頼し、例によって山田婦長が連絡をとってくれ、取材の承諾を得た。

十一月中旬、東京都世田谷区の住宅街の一角にある小林賢・幸子夫妻の家を訪ねた。夫妻の話をうかがいながら、帯津医師の講話のとき以上に驚嘆した。それまで坂本栄子さん、山本富美子さん、そして中野弘恵さんと取材して歩き、どなたにも、その闘病と回復ぶりに目をみはったものだが、今度は極めつけだった。さらに、それを支えたご主人の献身ぶりにも胸打たれるものがあった。

ご主人の賢さんは昭和六（一九三一）年生まれ、映画の録音技師として、山本薩夫、五所平之助、今井正など日本映画の巨匠監督たちと仕事をともにしてきた方である。夫人の幸子さんは昭和十七（一九四二）年生まれ、昭和四十年に結婚した夫妻は、長男次男と二人の子供に恵まれ、幸せな家庭を築きあげた。

家族や自分の健康に人一倍気づかってきた幸子さんに異変が起きたのは〇〇年十一月だった。腰の痛みを訴えるようになり、東京医大の整形外科で診察を受けたが、「レントゲン撮影でも異常なし。老化現象でしょう」。だが、暮れから年明けと日がたつにつれ、痛みが増し、自宅の二階へ上がるのも苦しくなった。賢さんは幸子さんを連れて各地の接骨院をまわった。それも効果なく、四月末にはついに歩行不能にまでなり、東京女子医大病院に緊急入院した。

さまざまな検査を受けたあとの六月初め、賢さんは担当の医師に呼ばれた。ＣＴ写真などを見せながら、医師はこう告げた。

「奥さんは乳ガンです。腫瘍マーカー（CA15―3、正常値27）は2800、しかも全身の骨に転移していて、最高の進行度です。とても手術できるような状態ではありませんし、他の病院ならホスピスへ送るほどの病状です。われわれは全力をつくしますが、ご主人も覚悟しておいてください」

つまり、すでに乳ガンの末期である。主治医の言葉を聞きながら賢さんは、ただ呆然とするばかりだった。そのちょうど一年前の五月、夫妻は賢さんの友人のフランス人映画監督の誘いを受け、十日間のフランス旅行をした。結婚以来、子育てと家事に専念してきた幸子さんにとって、生まれて初めての海外旅行だった。フランス各地を案内してもらい、幸子さんは大喜び、帰国後は「つぎは、イタリアへ行きたい」とはしゃいでいた。それがわずか一年後に、末期ガンの宣告である。これほどの人生の暗転もあるまい。

抗ガン剤治療が始まった。一クール（三週間）投与し、間をおいてさらに二クールを行なう予定だったが、食べたものを全部吐くほど副作用がきつく、一クールだけで打ち切られた。さらに、食事をまったく受けつけなくなり、点滴で栄養補給しながらの放射線治療に切り替わった。だが、病状は一向に好転せず、七月半ばには肺炎を併発した。主治医は「二、三日がヤマです。ご家族を呼ぶように」と、賢さんに言った。長男は東京ですでに所帯をかまえていたが、次男は独身で大阪の会社に勤務していた。賢さんは次男を呼び寄せ、危篤状態をさとらせないため、幸子さんには「東京へ出張で来た」と偽った。家族全員が見守るなか、幸子さんは驚異的な生命力でいったんは持ち直した。

ひと安心した賢さんだったが、しかし、幸子さんの全身の骨に散らばったガン細胞に放射線治療も効き目はなかった。八月に入ると、主治医は「もうこれ以上、治療できることはありません。この先、どうしますか?」と言った。賢さんには答えようもなかった。追い討ちをかけるように「病室の空きを待っている患者さんが大勢いますし、奥さんはホスピスに入られたほうがいいと思います。ご紹介しますが、どうですか?」。賢さんは「考えさせてください」としか答えられなかった。数日後、長男の嫁が病院の看護婦長に呼ばれ、「早くホスピスへ行くよう、お義父さんを説得してください」と迫られた。

この病院がとくに患者に冷たいわけではない。回復の可能性ゼロとみなしたガン患者に対し、どこの大学病院も同じような態度をとるものだが、当の幸子さんはその頃、どう思っていたのだろうか。

「自分の病気が、そんなにひどいとは自覚がなかったんです。入院してから寝たきりでしたけど、内臓には転移してませんでしたから、食事もなんとかとれていました。ただ、お医者さんや看護婦さんが『あの人はもうダメ』という目で私を見たり、そんな声が聞こえてきて、やはり不安になりましたね」

淡々と話す幸子さんの横で、賢さんが「あの頃が、一番つらかったですよ」と、当時の思いを噛みしめるような口調で言った。「ホスピス行きをせかされ、しかたなく見に行ったんですよ。設備も整ったきれいなホスピスでしたが、そこへ家内を入れるのは、あまりにしのびなかったですね」

ホスピスへ入れるくらいなら、本人も望んでいる自宅療養をさせてやりたいと、賢さんは思った。しかし、自宅でとなると、車椅子で動けるように床をフローリングにしたり、トイレや階段なども改造しなければいけない。その工事期間も必要だが、それより何より、自宅療養するとしても、病院からは「もう飲ませる薬はない」と告げられていた。自宅でもただ寝たきりになるしかない。

八方塞がりに追いつめられた賢さんは、一緒に映像の仕事をしている友人に相談した。友人は「私の知り合いに帯津先生という医者がいて、末期ガンの患者でも治療する病院をやってる」と言った。その言葉に、賢さんは暗闇の中で初めて光を見たような思いだった。主治医に「帯津三敬病院へ相談に行きたいので、カルテをお借りしたいのですが」と依頼した。帯津医師の名前が出たとたん、主治医はそっぽ向いた。再度頭を下げ、ようやくレポートを書いてもらった。

〇一年八月下旬、友人に伴われ、小林賢さんは帯津医師を訪ねた。女子医大病院のレポートを読んだ帯津医師は、「かなり厳しい状態ですが、あきらめないで、いろいろやってみるのがいいですね」と言ったあと、「自宅療養なさるなら、漢方薬はどうですか。ホメオパシーというのもあるんですが、それも試してみてはどうでしょうか」と勧めた。

この折りのことを、賢さんはこう回想する。「末期ガンに漢方薬が本当に効果あるのかどうか、私にはわかりません。それにホメオパシーなんて、初めて耳にする療法で、どんなものかもわかりませんが、とにかくもう、それにすがるしかないと思いましたね。四カ月間もかかっていた大学病院から見放された私たちに、帯津先生は親身になってくれる。これがなによりうれしかったですね」

その日は漢方薬を処方してもらい、それを持ち帰った。また、帯津医師にホメオパシーに関する「質問表」を渡され、それに記入して郵送することになった。ホメオパシー療法についてはあとで詳述するが、ここで簡単に触れておきたい。

ホメオパシーはドイツで創始され、すでに二百年余りの歴史を持つ治療法で、かつてはこれが医療の主流だった。近代西洋医学の台頭によって隅に追いやられたが、「癒しの医学」としてヨーロッパを中心に復権しつつある。日本語では「同種療法」とか「類似療法」と訳されるホメオパシーは、たとえば、発熱した患者に解熱剤を与える西洋医学とは逆に、発熱剤を与えて根本的原因を治そうとする。発熱という症状を、病が癒えようとしている現象としてプラスにとらえているのだ。もっとも、本当に熱が上がってはいけないので、発熱剤を徹底的に薄めたものを薬として使用する。

ホメオパシーの薬剤をレメディと呼ぶが、これが動物・植物・鉱物を原料として三千種類以上もある。その中から患者ごとに適したレメディを選ぶのだが、症状はもちろん、患者の体質や心の状態、性格、好みなどによって使用するレメディが細かく分けられている。帯津医師は、小林幸子さんを直接診ていない。そこで、質問表に記入してもらい、レメディを選ぶことにしたわけである。

八月下旬から漢方薬を飲み始めた。帯津医師が処方したこれは、黄耆、女貞子など六種類を調合したもので、体が衰弱した患者の免疫系（正気）を高めることを目的としていた。賢さんは自宅でその漢方薬を煎じては、病院へ持っていった。一週間後には、帯津医師からホメオパシーの薬が届いた。以後、二週間に一度、漢方薬とホメオパシーが送られてくるようになった。幸子さんの場合、漢方薬はずっと同じ処方だが、ホメオパシーのレメディは、症状の変化に応じて三度変更した。

漢方薬とホメオパシーの服用を始めて、どんな変化が起きたのか。幸子さんが語る。

「二週間くらいしてから、まず体が少し軽くなったような気がしましたね。一カ月もすると、体に羽がはえたみたいで、飛んでいけるような感じになりました。漢方薬、ホメオパシー、どっちのおかげかわかりませんが、薬が効いてるという実感はありました。ただ、歩いちゃいけないといわれてましたので、相変わらずベッドに寝たきりでした」

その一方で、賢さんは病院側から退院をせかされていた。紹介された調布市の北多摩病院を訪ね、「なにも治療できない」という条件づきで転院を認めてもらった。九月下旬、五カ月間入院していた東京女子医大病院から移った。北多摩病院でも漢方薬とホメオパシーを続け、病状が上向いていると実感した幸子さんは、ベッドの上で足の運動をするなどのリハビリを始めた。それを見た賢さんは、自宅闘病の決心を固め、十月初め、自宅改造の手配をした。

十月半ば、賢さんは弟の紹介で慈恵医大の教授に面会し、新薬のホルモン剤の服用を勧められ、下旬からは漢方薬、ホメオパシー、ホルモン剤の三種の薬を服用するようになった。相変わらずベッドの上だが、幸子さんは膝を使って動いたり、両手を突き上げる運動をしたりした。リハビリのやりすぎで肩に痛みが出て、最も警戒すべき骨折を疑われるひと幕もあった。

十二月半ば、自宅の改造工事が終了、同月二十一日に北多摩病院を退院し、幸子さんは七カ月ぶりにわが家に戻った。といっても、寝台車で玄関先に着き、そのまま賢さんが用意していたベッドにかつぎ込まれ、自宅の改造ぶりを見る余裕もなかった。病状もまだまだ予断を許さない状態に変わりはなかった。

話が先まわりするが、私はこの小林幸子さんをはじめ、山本富美子さん、中野弘恵さんのケースを月刊誌『新潮45』に執筆（〇三年三月号）した。紙数にかぎりがあり、坂本栄子さんは割愛せざるを得ず、他の三人の方も内容的には大きく削って書いた。その記事中で小林賢・幸子夫妻を、ご夫妻の希望で「大林勝・良子」と仮名にした。そして、七カ月にわたる入院生活から、自宅に戻ったあとのことを、こう記した。

「一方、二週間に一度ずつ漢方薬とホメオパシーを送っていた帯津医師は、年が明けてから驚きの連続を経験することになった。薬を送るたびにアンケート用紙を同封し、返ってくる回答に応じてホメオパシーの薬を選び直していたが、用紙の余白に一行のメモが添えられるようになった。その内容が『立つことができました』『車椅子なしで歩けるようになりました』『病気になってから初めて料理を作りました』と変わってきて、八月には『力仕事以外の家事は全部大丈夫です』。勝さんが病院を訪れてからちょうど一年だった。

この間の事情はこうだ。年末、『お正月は家にいたい』と言う良子さんを、勝さんは寝台車で連れ帰った。家の中は車椅子で移動した。介護士に風呂に入れてもらっていたが、正月、約束の時刻に介護士が来ることができなくなった。良子さんは『風呂に入りたい』と言い、勝さんはためらいながらも介添えして入浴させた。このとき、足を床につけた良子さんは『あ、できる』と思った。翌日から、ベッドに座ったまま、足をぶら下げる練習を始めた。もう病院へは戻らなかった。

二月に入ると、つかまり歩きでトイレへ行けるようになり、車椅子も手放した。三月、自分で入浴もできるようになり、台所にも立った」

めざましい回復ぶりである。四月に幸子さんは六十歳の誕生日を迎え、五月の連休明け、最初の東京女子医大病院へ検査入院することになった。このとき、タクシーで病院玄関に着いた幸子さんを、看護婦が車椅子を用意して迎えたが、幸子さんは「大丈夫です」と言い、驚く看護婦を後日にすたすた歩いて病室まで行った。精密検査では、腫瘍マーカーは、一年前に「CA15—3」が2800だったのが、72にまで激減していた。レントゲンやCT検査も行なった結果、医師は「珍しいことですが、新しい骨ができています」と首をかしげながら言った。一週間の検査入院の最後の日、医師は「経過は順調にきています。このままホルモン剤を飲んで治療を続けましょう」と、にこやかに言った。医師は幸子さんが漢方薬とホメオパシーも服用していることを知っていたが、それにはいっさい触れようとしなかった。

六月には一年半ぶりに電車に乗り、七月には一人で買い物と、日を追って回復した。先の記事の最後を、私はこう結んだ。

「さらに八月には（腫瘍マーカーは）59にまで下がった。まだ正常値（27）ではなく、完治したとはいえないが、驚くべき回復ぶりである。自宅で夫妻の話を聞きながら、私も信じられないような思いだったが、目の前に笑顔のその人がいた。

『三十年間、病気ひとつしたことがなかったので、自分のガンがわかったときも、実感がなかったんです。どんどん病状が悪くなり、お先真っ暗でしたが、二人の子供も育てあげたし、死ぬなら死んでもいいかという思いもありました。帯津先生のご本を読むと、そういう気持ちがかえっていいらしいですね』」

さて、良子さんのような症例をどう解釈するか。漢方薬にホメオパシー、さらにホルモン剤を併用しているので、それらの相乗効果としかいえない。科学的証明もできない。西洋医学から見放され、蘇った事実がここにあるだけだ。薬を飲みつづけ、『いずれ、お礼に病院へうかがいたい』と言う良子さんを、帯津医師は心待ちにしている」

そう書いたとき、私は決して誇張したつもりはなかった。自宅一階のリビングルームで話をうかがった〇二年十一月、幸子さんはときに微笑みながら、記事に書いたようなことを語ってくれた。だが、それから一年余りのち、同じリビングルームで、賢さん一人と向かい合うことになるとは思いもよらなかった。その再会のとき、小林賢さんはこう言った。「今度、お書きになるときは、仮名じゃなく実名を出していただいてもいいですよ。あんなに頑張って、病気と闘った幸子の記念にもなりますから――」

第四章　ガンに死す

あるジャーナリストの死

先に記したように、前章に登場した方たちを私は『新潮45』に書いた。その記事に、編集者は「末期癌患者の駆け込み寺『帯津道場』の不思議」というタイトルをつけた。少し仰々しいが、私自身の実感に近いタイトルでもあった。雑誌は〇三年二月中旬に発行されたが、前年十二月初めにはすでに原稿を書き終え、編集者に渡していた。

その〇二年十二月のことだった。例年のことだが、忘年会の予定がいくつか入っていた。そのうちのひとつに、財団法人日本経営史研究所の忘年会があった。大手企業の社史を専門に編纂刊行する会社で、前章で触れた林芳典氏と私が共同執筆した社史も、そこから刊行されていた。その忘年会には毎年、林氏も出席しており、しばらく会っていない氏に会える楽しみもあって、その日、私は少し早めに出かけた。

都心のホテルに着き、上階の忘年会場に入ると、私はいきなり腕をつかまれた。日本経営史研究所の河上増雄専務理事だった。なにごとかと驚く私を会場の隅に誘い、河上専務が声をひそめながら改まった表情で言った。

「実は昨日、林さんがひとりで会社に見えたんですよ。近くまで来たので寄ったというような感じで、私も気楽に応対してましたが、とんでもないお話をされたんです」

林氏は、半年ほど前に肺ガンの手術をしたことを打ち明けた。「背中からケサがけに切られたよ」と冷静な口調だったという。まったく知らなかった河上氏は驚いたが、林氏が以前より少し痩せたものの、顔色もそんなに悪くなかったので、「それは大変でしたね。でも、いまは治療も進歩してますから、抗ガン剤できっと治りますよ」と励ますように言った。すると、林氏がやはり冷静に、

「いや、もう手遅れなんだ。肝臓に転移していてどうしようもないと、医者にいわれてね。今日は、あなたにお別れに来たんです」

そこまで話した河上氏は、言葉を失ったように口をつぐんだ。聞いていた私も愕然とした。その四カ月ほど前の夏、事件のことで林氏から電話をもらった。現役の新聞記者に戻ったような張りのある声だったのを思い出した。だが、そのときはすでに手術をしたあとだったのだ。九月末に肝臓転移がわかり、抗ガン剤を使っての治療を受けたものの、効果がなく、主治医から「もう打つ手がない」と告げられたという。私は言葉もないまま、河上氏の話を聞いていた。

そのあと林氏は、河上氏にこう言った。

「新聞社時代の仲間にも、だれにも知らせていないが、四十年近くつきあってきたあなたには、お別れをいっておきたかった。他の人には話さないでほしい」

呆然としながら、河上氏が私の名前をあげ、「彼にもですか?」と尋ねると、一瞬口ごもった

あと、「ああ、彼にも」と答えた。

「その口ごもった様子を、あとで考えてみると、『彼には話してもいい』という意味だと私には思えたんです。それで、こうしてお話ししたわけです」

私は言葉がないままだった。やがて、忘年会が始まったが、とても酒を飲む気にはなれなかった。私にとって師匠にあたる林芳典氏は、草柳大蔵氏に劣らないダンディな紳士だった。服装だけでなく、端然とした精神の持ち主だった。一緒に飲んでも乱れたところを見たことがない。その林氏が口ごもったあと、私にも話すなと言ったのは、やがて痩せ衰えて死を待つ姿を、弟子にさらしたくないという意思の表れだろうと思った。

私は迷った。林氏の意思がそうなら、見舞いには行けないし、電話するわけにもいかない。五カ月近く帯津三敬病院を取材し、患者たちを訪ね歩いていた私は、「末期ガンでもあきらめることはない」という帯津医師の医療姿勢を信頼していた。それなら、あえて林氏のもとを訪ね、帯津三敬病院への転院を勧めるべきではないかとも思った。だが、踏み切れなかった。林氏はジャーナリストらしく、何より合理性を重んじる人である。裏づけのないものや、理に合わないあいまいな表現に対しては、とことん突いてくる。感情に流されやすい私は、それまでもずいぶんやり込められたものだったが、そんな林氏に、理をつくして帯津三敬病院のガン代替治療を説明できる自信がなかった。

だが、その林氏はいま、大学病院からも見放されている。どんなものであれ、治療の可能性があるなら受け入れるかもしれない。いや、たとえ死が迫っていても、そういうワラをもつかむような弱さを拒むのが林芳典という人だ。だからこそ、長年の友人に、冷静に別れを告げたのではないか……。

迷いあぐねているうち、その年も終わりに近づいた。私は思い切って手紙を書いた。帯津医師とその病院でのガン治療を詳しく説明し、「それによって、常識では考えられないような回復を遂げた患者たちも、実際に取材しました。もし、やってみようとお考えでしたら、すぐにご紹介します」と結んだ。

私の手紙に返事は来なかった。帯津医師を書いた『ＡＥＲＡ』の記事が、林氏を代替医療に目を向けさせなかったと同じように、手紙でもやはり動かせなかったと思った。しかし、実際に取材した患者のことを中心に書いた『新潮45』の記事なら、反応があるかもしれない。そう思い、年が明けて二月中旬に発行された雑誌を自宅あてに送った。

それから数日後のことだった。河上専務理事から電話があった。河上氏が海外出張中に林芳典氏の訃報が社に届いた。二月十五日の夜に死去したという。私が雑誌を送ったときには、すでに亡くなっていたのだ。河上氏に別れの挨拶をしてからわずか二カ月、こんなに早いとは思いもしなかった。帰国後、それを知った河上氏は、林夫人に電話でお悔みを述べ、林氏の最後の日々を聞いた。

「痛みがひどく、モルヒネを打っていたようです。そのうちに意識が乱れ、夜中に病院から電話してきて、『これから広島へ取材に行く。着替えを用意してくれ』といったりしたそうです。病床に付き添っているとき、急に『明日が締め切りだから、原稿用紙とペンを出してくれ』、そんなこともいったそうです。あれほど知性のかたまりのようだった林さんでも、そうなるんですね」

河上氏の話を聞きながら、暗然とした気持ちと、一種の感動を同時に感じた。意識が混濁したなか、林氏が戻ったのは新聞記者の自分だったのだ。夫人にとっては、おそらく正視できなかっただろうが、最後までジャーナリストを貫いたのだと、私は思った。

林氏の死去後、私にはひとつだけ疑問が残った。雑誌を送ったときにはすでに亡くなっており、これは論外としても、年末に送った私の手紙は届いているはずだ。それを読めないほど病状が進んでいたのか、もし、読んでいたとしたら、どう思ったのか、それが知りたかった。読んでもまったく心動くことがなかったとしたら、私は弟子としての最後をまっとうできなかったことになる。林夫人に尋ねたいと思ったが、その疑問は私の手前勝手なわだかまりでもある。悲嘆にくれているはずの夫人に、そんなことを尋ねるのはためらいがあった。

ためらいつつもわだかまりは消えず、私は意を決して夫人に電話した。林氏が亡くなって半年以上も過ぎた頃だった。夫人は、林氏の病気の経過を語ってくれた。

〇二年は林夫妻の金婚式の年にあたり、それを記念して、正月に二人で伊勢神宮に参詣した

（これは私も、林氏からの年賀状で知っていた）が、ガンの兆候など何もなかった。一月末、微熱が出るようになり、風邪と思って近所のクリニックへ行ったが、症状はおさまらず、三月になると咳も出るようになった。耳鼻咽喉科で診てもらうと、「喉にポリープがある。大きな病院へ」と言われ、住まいのある東京都三鷹市の杏林大学病院を紹介された。同病院に入院し、ポリープの切除手術をしたが、レントゲンを撮ると、右肺に影が写った。さらに精密検査の結果、肺ガンを告知された。これが五月末だった。

六月半ば、肺ガンの切除手術。「手術は成功しました。よかったですね」と主治医に言われ、退院した。以後、定期的に通院しながら、林氏はガンに関する本をつぎつぎに読んでいたという。再発を警戒したのだろう。九月に再検査したところ、手術でガンの取り残しがあったのか、新薬による抗ガン剤治療が始まった。九月末、肝臓転移が発見され、再入院。すでに手術できない状態で、カテーテルを入れ抗ガン剤を注入する治療を受けたが、効果なく、十二月、いったん退院した。

「その月の半ばころ、主人が急に『都心まで出かける』というんです。一人じゃ無理だから、私もついていきますといったんですが、『大丈夫だ』といって、出かけていきました。あとで、河上さんから『お別れにみえた』とお聞きして、びっくりしたんです」

私は手紙のことを切り出し、「先生に読んでいただけたのでしょうか」と尋ねた。

「はい。『村尾君からこんな手紙をもらったよ』といって、私にも見せてくれたんです。喜んでましたよ。『この病院へ行ってみたい』といって、主治医の先生に相談しましたが、『もう、そんな状態じゃない』といわれたんです」

手紙が届いたあと、急に容態が悪化し、正月に入院した。激痛に襲われるようになり、モルヒネを使い始めたという。

「最後のほうは、人格が変わったみたいになってしまいましたが、初めのうちは、意識も正常で、しっかりしてましてね。あなたが勧めてくれた病院へ、『行けるものなら行きたい』といってました。でも、もう無理でした。私、主人のベッドの横にノートを置くようにしたんです。『お父さん。若いときみたいに、ここに詩でも書いてくださいよ。私が短歌を書きますから』そういいましてね……」

電話の向こうの夫人の声が途切れ、小さな嗚咽が聞こえた。私の胸にも熱いものがこみあげてきた。しばらくの間をおき、気を取り直すように、夫人が続けた。

「主人が亡くなってから、そのノートを開いたんです。そうすると、自分が亡くなったあとのことを細かく指示してるんです。『葬儀も墓もいらない。どうしても必要なら、葬儀はごく控え目に、おいでいただく方たちのために、駅に近い場所で。墓も小さなものを』そんなことを書いてました」

私は、最期のときの様子を尋ねた。林夫妻には長男次男がおり、危篤の知らせで二人とも朝から病院につめていた。家族全員が見守るなか、林氏は最後まで生への希望を捨てまいとするかのように、あえぎながら全身で懸命に呼吸していたという。

「長男が『お父さん、もう、そんなに頑張らなくていいよ』と声をかけたんです。その声が聞こえたのでしょうか、ふっと力が抜け、最期は眠るようでした」

享年七十四歳だった。

残された者の悲しみ

林氏は私の手紙を読み、「この病院へ行けるものなら行きたい」と望んだという。もし、もう少し早く私が手紙を書き、氏が帯津三敬病院へ入院していたとすれば、どういう結果になっただろうか。三カ月、半年、もしかしたら一年先まで延命できたのだろうか。それとも、ガンの勢いを止めることができず、大学病院と同じ時期に亡くなっていたのだろうか。だれにもわからないことだ。たとえ三カ月延命したとしても、結果的に亡くなるのなら、たいして意味がないといえるかもしれない。だが、それは亡くなったあといえることで、生きて病と闘っている一日一日は、かけがえのない時間のはずだ。

大学病院から「もう打つ手がない」と見放され、死を覚悟した林氏が、私の手紙に心動かされたと知り、私はかえって動揺した。氏がそこに光を見いだしたのであれば、結果がどうあろうと、河上氏の話を聞いてすぐにも、林氏のもとへ駆けつけるべきではなかったのか……ホゾを噛むような思いだった。

林芳典氏はガンが発見されてから、わずか九ヵ月後に亡くなった。あまりにも早く、ガンは時間との闘いであることを改めて思い知らされた。それを考えているうち、帯津三敬病院というガン病棟をより深く知るには、時間と闘っている患者たちをフォロー取材する必要があると思った。つまり、以前取材した人たちに再取材したいと考えたのだ。

そこで、〇三年九月、久しぶりで病院を訪れ、ちょうど一年前にグループ取材をした五人の方たちの、その後の経過を帯津医師に尋ねた。三人が退院し、二人がすでに亡くなっていた。その亡くなった二人とも、グループ取材の折りの印象が強く残っていた。豊村裕一さんと宮坂吾郎さんである。

グループ取材ではごく簡単にしか話を聞けなかったが、二人がどんな病気の経過をたどり、どんな思いで闘病し、ついに亡くなられたのかを詳しく知りたいと思った。治療経過については帯津医師に尋ねることができるが、病状が悪化していくなかでの本人の思いを代弁できるのは、当然ながら家族しかいない。そう思いながらも、遺族の取材になかなか踏み切れなかった。見ず知らずの私に、心を開いて語ってもらえるかどうか自信がなかったのだ。それよりもまず、取材を受けてもらえるかどうかもわからなかったが、十一月も末になって、山田婦長を通して依頼してみた。そして、二人の遺族から「お役に立つのであれば」という返事をいただいた。

最初に、豊村裕一さんの病歴を、帯津医師に確認した。

グループ取材での発言にもあるように、九九年に左上唇のガン（正式名は多形性腺腫内ガン）が発見され、東京医科歯科大病院で六月に切除手術。翌年、頸部リンパ節に転移し、三月、同病院で郭清手術を受けた。しかし、一年半後、肺転移し、千葉県がんセンターへ入院。さらに、〇二年九月、帯津三敬病院へ入院した。肺の放射線治療を受けながら、漢方薬、気功、丸山ワクチン、ホメオパシー、さらに健康食品と取り組んだが、肺だけでなく、脳転移も見られた。これも放射線治療で一応おさえたが、「自宅近くの病院へ移りたい」と、〇三年一月、帯津三敬病院を退院し、三カ月後、死去した。

〇二年九月のグループ取材で、私が豊村さんに強い印象を受けたのは、五人の中でも最も病状が重く、しかも、最も冷静に自分のガンと向き合っていると思えたからだ。ことに「この病院で自分の人生の集大成ができると思っている」という言葉には、こちらがたじろぐような凛とした響きがあった。この点について、帯津医師はこう語る。

「企業の第一線でバリバリやってきた人らしく、彼はなにごとも理詰めできちんと考える人でしたね。ゴルフが好きなようで、うちの病院へ通院しているときも、よくゴルフの話をしてました。『いよいよになるまで家にいたい。家ならゴルフもできますから。それで、いよいよとなったら、ここに入院します』といってましたね。だから、入院する前からある程度の覚悟はできてたんだと思います。ここで、できるかぎりのことをやって、それでもダメとなれば、自分からホスピスへ移るつもりだったんじゃないでしょうか。ガンに対する自分の考えをきちんと持っていた、みごとな患者さんの一人ですね」

腹のすわった人物だったのだろう。しかし、そんな人でも人生を集大成する日々のうちには、窺いしれない懊悩や苦痛があったに違いない。そして、それに対して家族はどう向き合ったのか。そこを知りたいと思った私は、豊村夫人にまず電話した。帯津三敬病院へは常に夫に同行していたという夫人は、グループ取材のときも同席、前の病院で終末ケア行きを勧められたときの絶望感を話してくれた。

だが、電話の向こうの夫人はどこかよそよそしい感じだった。話をうかがう訪問日を決めたいというこちらを避けているようだった。私をというより、面と向かって思い出話をするつらさを避けたいのだろう。それも当然と思い、私は夫人あてに手紙を書き、それに返事をいただけないだろうかとお願いしてみた。夫人は「わかりました」とだけ答えた。

伴侶を喪ったつらさを理解したつもりで、私は手紙のやりとりを提案したのだが、本当に理解していたのではなかった。手紙を書き始めた私は、あれも知りたいこれも知りたいと、いくつも質問項目を並べた。まだどこの雑誌にも予定はなかったが、いずれ執筆するかもしれない、そのために細部まで詳しく知りたいというライター根性のゆえだ。

手紙を投函してしばらくたって、豊村夫人の返事が届いた。取材断わりの手紙だった。

「先日は、お電話と、また此の度はお手紙をいただき、恐縮致して居ります。始めは、私のような者でも、お役に立てればと、軽い気持ちでお受け致しましたが、やはり主人がガンになり、亡くなる迄のことをもう一度ふり返ってみる気持ちに、どうしてもなれません。主人が亡くなって八ヶ月近くになりますが、今、やっと前向きになって、まだまだ落ち込むこともありますが、どうやら日常の生活が出来るようになりました。

そんな訳で、ご期待にそえず、申し訳ございません。どうぞ、お許し下さいませ。

確かに、主人がガンになったことで、沢山のかけがえのない経験をさせていただいたことは、今もありがたく思って居ります。

どうぞ、これからもガン患者さんとご家族の支えになるような文章が書けます様、お祈り致して居ります。ご自愛下さいませ」

ガン患者の心の闇がたやすく見えないように、残された者の悲しみやつらさも、容易に外からはのぞけない。四年余りにわたって闘病に寄り添ったすえ、ご主人を喪い、いま立ち直ろうとしている人の思いが、その手紙には込められていた。楷書で一字一字ていねいに書かれたその手紙を、私は封筒に戻した。

「もう一度店を開きたい」

前にも述べたが、グループ取材の折りは匿名が条件だったため、五人の方とも仮名にした。「宮坂吾郎」さんの本名は宮崎二郎さんである。東京都足立区の北千住駅近くの商店街に、二階建てのシャレたイタリアン・レストランがあった。「あった」と過去形で記さなければならないのが悲しいが、ピザをメインにしたこのレストラン「PAPER　DOLL」のオーナーが宮崎二郎さんだった。

かつての店から徒歩十分ほどの宮崎家を訪ねたのは、十二月初めの木枯らしが吹きつける午後だった。夫人の房江さんと、宮崎二郎さんのお母さんの茂子さんが迎えてくれた。通された部屋には、二郎さんの笑顔の写真が飾られていた。写真に手を合わせながら、私は二郎さんを思い出していた。グループ取材のときだけでなく、二郎さんとは病院でよく顔を合わせた。気功も何度か一緒だったし、音楽療法に参加したときは、ギターで伴奏をつとめる二郎さんのプロ並みの指さばきに舌をまいた。

それより私たちが一番よく顔を合わせたのは、患者たちが「トリ小屋」と呼ぶ場所だった。病棟と道場の間に、四畳半ほどの広さの小屋があり、夏でも冬でも常に換気扇が回っているそこは喫煙所になっている。病棟も道場も禁煙であり、取材の合間をみてそこに入り、せわしなくタバコをふかしながら私は、「トリ小屋」とは言い得て妙と感心したものだった。そこへ、ときどき宮崎二郎さんも姿をみせた。大柄な体の背を少し丸め、頬にガーゼを貼った彼は、いかにもうまそうにタバコを吸っていた。取材のときもそうだったが、自分の病気にひょうひょうと向き合っているような、不思議な明るさが印象的だった。

そんな思い出を私が話すと、母親の茂子さんがうなずきながら言った。

「ほんとにそうなんですよ。あの子、子供の頃から明るくて遊び好きでしてね、ピアノを弾いたりギターを弾いたり、バイクで走り回ったりしてました。病気になるまでは、元気が洋服着てるような人だったんですよ」

宮崎二郎さんは昭和二十七（一九五二）年生まれ。両親はケーキ店を経営、兄と妹がいる三人きょうだいだった。高校生の頃、自転車で九州を一周するなど、元気いっぱいの若者だった二郎さんは、やがてイタリア料理を修業し、両親の店を改築してレストランをオープン、二十代でオーナーシェフになった。まだピザが一般的になってない頃で、店先でピザ作りを実演すると評判になり、店は繁盛、グルメ誌にも取り上げられた。

九一年、房江さんと結婚。房江さんも店を手伝った。その房江さんは「主人が亡くなって四カ月ですが、死んだなんて、いまだに信じられない気持ちです」と語る。「仕事も一生懸命でしたが、それ以上に夢中だったのがバイクでした。休みには必ず、バイク仲間のみなさんとツーリングに出かけてました。とにかく、じっとしているのが嫌いな主人でしたから、いまもどこかへツーリングへ行って、そろそろ帰ってくるみたいで……」

二郎さんの兄が四十五歳のとき、胃ガンで急逝し、翌年には父が十二指腸ガンで他界した。父も兄もほっそりとして神経質なタイプだった。大柄でがっしりとし、性格も明るくおおらかな二郎さんは「オレは大丈夫」と、ガンをまったく気にせず、好きな酒もタバコもやめなかった。そんな二郎さんに異変が起きたのは四十八歳のときだった。

二〇〇一年三月、左顎に小さなコブができた。痛みもなく、気にしなかった。コブは少しずつ大きくなったが、店が忙しく、放っておいた。五月に店の従業員たちと沖縄に旅行し、貧血を起こした。生まれて初めてのことで、さすがに不安になり、地元の病院で診察を受けると「異常なし」。念のためと紹介された慈恵医大病院で精密検査の結果が口腔底ガンだった。「手術が必要ですが、ここでは対応できない」と言われ、専門医のいる東京医科歯科大病院へ行った。

「ガンのステージは最高のⅣに近く、大動脈にまでかかっていて、顔下半分を取ってしまう大手術になるといわれたんです。顔が変形してしまうそんな大きな手術をしても、難しい場所なのでガンを取り残す危険性も高いと説明されて、主人も私も、すごいショックでした。『手術しますか？』と問われて、考えさせてくださいとしかいえませんでした」

仕事に趣味に家庭、これまですべて順調に人生を歩いてきて、突然の落とし穴である。〇一年六月、ここから宮崎夫妻のガン闘病が始まった。

二十年余り前、房江さんの父親がガンにかかり、いろんな病院を調べていたとき、独自のガン治療を実践している帯津三敬病院を知った。「将来、自分がガンになれば、この病院にかかろう」と思っていた房江さんは、手術を受けるべきかどうかの判断に迷う二郎さんとともに、帯津三敬病院を訪れた。診察したのは帯津医師ではなく別の医師だったが、「最終的にはご主人が判断することですが、リスクの高い手術はやめて、ほかの治療法をやってみてはどうでしょうか」と言った。

「主人は迷ってましたね。漢方薬や気功で自分のガンが治るのか、すごく不安だったと思いますが、病院の道場で真剣に気功に取り組んでいる患者さんたちを見て、やってみる気になったようでした」

闘病が長びくと考え、「当分の間休業」の貼紙を出してレストランを閉め、八月に帯津三敬病院に入院した。埼玉医大病院へ放射線治療を受けに通いながら、漢方薬を服用し、気功に取り組んだ。放射線治療が功を奏したのか、顎のコブは消失した。腫瘍マーカーも正常値で、三カ月後に退院した。二郎さん本人も家族も「これで治った」と喜んだが、ガンまで消えたわけではなかった。二郎さんの場合、腫瘍マーカーの数値も出なかったのだ。

退院したものの、放射線の後遺症で口の中がヤケドしたような状態になり、味覚が狂ってしまった。レストランシェフにとっては仕事にならないが、それどころか満足に食事がとれなくなった。病院で食事指導を受け、そのレシピに従って房江さんが料理を作っても食べられない。しかたなく流動食ばかりになり、体力が落ちたため、翌年一月に再入院した。以後、何度となくこれを繰り返し、入退院は合計五度を数えることになった。

顎のコブはいったん消えたものの、今度は小さな粒のような腫れが出てきた。その腫れがしだいに大きくなり、溶岩のような厚みを持ってきた。ガンがまた頭をもたげてきたのだ。房江さんは毎日、夫の患部のガーゼ交換をしながら、この先、どうなるのかと不安に駆られた。同じ不安をかかえていた二郎さんは長期戦の闘病を覚悟、二度目の退院後、休業状態だった店の売却を決心した。その折りの息子の心中を、茂子さんはこう語る。

「あそこまで盛り立ててきた店を手離すのですから、つらかったと思いますよ。でも、病気が治れば、また再開するつもりで、料理の道具なんか、全部取っておいたんです」

もう一度自分の手でレストランを開きたいという思いが、闘病の支えにもなったのだろう、二郎さんは漢方薬や気功だけでなく、できるかぎりの治療法に積極的に取り組んだ。その中でも、最も顕著な効果が現れたのが、筑波大学大学院人間総合科学科の宗像恒次教授が、帯津三敬病院で治験中の「SATイメージ療法」だった。別章で改めて詳述するが、これは患者を半催眠状態にし、記憶をさかのぼらせ、胎児期までイメージさせる。そうして患者のトラウマをさぐりあて、イメージを変更することで、ガン細胞を攻撃するNK細胞を活性化したり、ガンを抑制する遺伝子を発現させようという最新の心理療法である。

宮崎二郎さんはこの療法を、〇二年六月から九月まで五回にわたって受けた。初めのうちはこれといった効果も出なかったが、後半になってNK細胞活性化もガン抑制遺伝子も急速に高まった。宗像教授によれば「胎児期の不安に加え、奥さんがご主人のガンの進行を恐れていることが、患者さんの強いストレスになっていた。そこで、奥さんにもSAT療法を一度受けてもらったところ、急に良くなってきた」ということだ。

数値が良くなれば、病気を克服する自信もわいてくる。ガンのほうも、溶岩のように腫れていた患部に抗ガン剤の一種の薬を塗ると、少しずつひいてきた。私がグループ取材をしたのが、ちょうどこの時期だった。ガン患者にしては不思議な明るさを二郎さんに感じたのも、それで理解できる。実際、その頃の二郎さんは、得意のギターで院内ミニ・コンサートを開いて人気者になるなど、明るく前向きな患者の代表選手だった。秋には、二郎さんが運転して久しぶりの家族旅行に出かけたりした。しかし、暗雲は徐々に迫ってきていたのである。

先ほどのSAT療法は、帯津三敬病院の二十数名の患者が受け、中で最も著しい効果を示したのが宮崎二郎さんだった。ところが、そのSAT療法を二郎さんは自分から中止した。原因はタバコである。口腔底ガンにタバコは禁物で、茂子さんも房江さんも「タバコをやめて」と何度も言ったが、二郎さんはどうしてもやめられなかった。病気に悪いと分かっていながら吸うのは、強いストレスを感じながらそうしている。それを取り除くSAT療法を宗像教授に提案され、二郎さんは中止してしまったのだ。「意地でもタバコをやめない」と言う夫に、房江さんも「唯一の楽しみまで奪えない」とあきらめた。

これが〇二年暮れで、年が明けてから病状が悪化していった。きっかけは、正月にかけて三度目の入院中、薬を取ろうと手を伸ばしたとき、ベッドから落ちたことだった。軽い脳梗塞を起こし、体の左半分が麻痺したが、当直のベテラン外科医が迅速に処置したため、麻痺自体はすぐに回復した。しかし、このとき、初めて輸血したことから急激に免疫力が落ちたのか、一週間後には顎に穴があいた。抗ガン剤でひいていた腫れが、今度は口の中をえぐっていき、穴をあけたのだ。水を飲んでも、その穴からこぼれてしまうようになった。

「それまで弱音をはかなかった主人も、『つらい、つらい』と言うようになりました。それから、どんどん悪くなったんです」

いったん退院したが、まったく食事がとれず、点滴の栄養剤に頼るだけだった。三月に四度目の入院をしたが、以前は七十キロあった体重が六十キロ、五十キロと目に見えて減っていき、ついには四十キロを割った。主治医は「とにかく体力を回復させ、それからなにかの抗ガン剤を考えましょう」と、胃に直接栄養を入れられるよう手術した。これによって小康を得たが、患部からはときどき出血するようになった。

この四度目の入院は四カ月近くと、一番長期になった。少し具合がいいとき、房江さんは「治ったら、最初になにがしたい?」と夫に尋ねた。二郎さんはこう答えた。

「まず、バイクで思いきりツーリングしたいなぁ。それから、もう一度店を開きたい」

だが、暗雲はすぐ背後にまで迫っていた。七月半ばに退院したが、呼吸困難を訴えるようになり、二週間で病院に戻った。血液不足による呼吸困難と分かり、毎日、かなりの量の輸血をするようになった。この頃の二郎さんを、茂子さんがこう語る。

「あの子も、自分でひそかに覚悟したのか、『もう五度目だけど、オレ、この病院を選んでよかったよ』と、ぽつんといってました」

出血の危険性があることから、茂子さんと房江さんが交替で病室に付き添っていた。八月八日の夜は、茂子さんの番だった。午後十時半頃、患部から大出血した。茂子さんは看護婦を呼び、止血の手当をしてもらった。いままでにない大きな出血だったので、房江さんに連絡しようかと考えたが、このところ寝ずに看病している彼女の疲労を思い、連絡しなかった。だが、二時間後に、また出血。前より激しい出血で、看護婦二人で止血しようとしたが、なかなか止まらない。茂子さんは家に電話し、房江さんが車で駆けつけた。

「病室に入ると、主人は口がきけないんですが、『お前、なにしてたんだ。どうして早く来なかったんだよぉ』と、目で訴えるんです。『ごめんね。もう大丈夫だからね』と私がいうと、ほっと安心した顔になりました」

そう語った房江さんは、うつむいて涙をぬぐった。茂子さんも涙ぐんでいた。取材していて何よりつらいときだ。重いものを押し戻すような気持ちで、私は「そのあと、どうなりました？」

と尋ねた。茂子さんが答えた。

「それからは、だんだん意識が薄れて、いろんな人に知らせて……午前十時八分でした」

安らかな最期だったんですねと、私が言おうとしたとき、房江さんが口を開いた。

「いまの話だと自然にいったみたいですが、違うんです。すごく暴れたんです。私が着いてから、看護婦さんが止血剤を入れ、冷やしてガーゼをあててくれましたが、暴れてのたうちまわるので、出血が止まらないんです。『なんとかしてください』と、当直の先生にお願いしたんです。そのときの先生は若い人で初めて見る方でしたが、『ウーン』というばかりで、なにもしてくれなかったんです」

経験の浅い当直医だったのだろう。房江さんはナースステーションに呼ばれ、「モルヒネを打つしかないんですが」と言われ、暴れまわるのが止まるならと了承した。モルヒネを打ったあと、少しずつおさまり、患部からの出血も止まった。だが、一時間ほどたつと、今度は口から出血し、意識もなくなった。主治医が駆けつけ、「止血剤を入れますか?」と尋ねた。「いま止血剤を入れれば、助かりますか?」と房江さんが聞き返すと、主治医は首を横に振った。

「主人は常々、『どうしてもダメとなったら、無理な延命処置はしないでくれ』と言ってましたから、先生に『このまま、静かに』とお願いしました。でも、出血を止めるタイミングが違ったんじゃないかという思いは残りましたね」

あからさまには言わないが、経験の浅い若い当直医を置いていた病院の体制に不満もあるのだろう。トップの帯津医師が全人的医療、志の高い場の医療をかかげているこの病院でも、それが完全に実現していないことは、帯津医師自身が認めている。だが、仮にベテラン医師が当直していたとして、果たして命をとりとめたかどうか——。

「私ひとりのときには死なないでね、といつもいってたんです。親戚やバイク友だちが大勢来てくださって、みんなに看取られて亡くなりました。にぎやかなことが大好きだった主人にふさわしい最期だったと思います」

房江さんが静かな口調でそう言った。

宮崎家を出ると、木枯らしがいっそう強くなっていた。コートの襟を立て駅へ向かった私は、ある料理店の前で立ち止まった。かつて二郎さんがシェフとして腕をふるった店だ。吹きつける風に苦労しながらタバコに火をつけ、「トリ小屋」でうまそうに吸っていた顔を思い出しながら、煙を吸い込んだ。

小さく少なかった骨

つらい取材が続くことになった。

〇三年九月下旬、前年に取材した患者のフォロー取材のため、帯津医師を訪ねた私は、グループ取材の五人のほか、第三章に登場した四人のその後の経過も尋ねた。坂本栄子さんは変わりなく呼吸法に通っていたが、あとの三人にはそれぞれ変化があった。山本富美子さんは新たに胃ガンがみつかって手術。中野弘恵さんは本人には変わりないが、ご主人が急逝し、輸入陶器販売の店も閉めたという。そして、小林幸子さんのことを尋ねると、帯津医師は顔を曇らせながら言った。

「ご主人から知らせをもらいましたが、つい、このあいだ亡くなったそうです。一時は、あんなに良くなって、ちょうど去年のいま頃、ご主人がお礼にここまで見えたんですよ。すごく喜んでおられ、私もうれしかったんですが、ほんとに残念ですね」

九月七日に亡くなったという。それを聞いて私も気持ちが落ち込んだ。

実は、〇三年三月号の『新潮45』が発売になるとき、私は一冊を小林賢・幸子夫妻あて送ってくれるよう、編集者に依頼していた。それが届いたかどうかを確認するため、二月末に小林宅に電話した。「ああ、届きました。ありがとうございます」と言う賢さんの声が暗かった。「奥さんの具合、いかがですか?」と問うと、「また入院してるんです、東京女子医大に」という返事だった。私が取材に訪れたのが〇二年十一月半ばだったが、その月末に病状が悪化し、入院したという。

乳ガンの末期でホスピス行きを勧められた小林幸子さんは、漢方薬とホメオパシー、ホルモン剤の服用で信じがたいような回復をした。その経過を尋ね、回復した幸子さん自身を目の前にした感動を記事にしたのだが、そのすぐあとで入院と聞かされ、驚きと同時に、小林夫妻に対する申し訳なさを感じた。ほとんどガンが回復したような（実際、取材のときにはそう思えたのだが）浮わついたその記事を、いまの夫妻がどんな気持ちで読んだのかと思うと、バツが悪くもあった。「どうぞ、お大事に」と、そそくさと電話を切った。

それから半年余りたって、幸子さんの死去を聞かされたのだ。二月に電話したとき、ご主人の賢さんは「また入院中」と言っていた。そのまま病院で亡くなったのだろうか。献身的な看護をしていたご主人の賢さんは、最後の日々をどう幸子さんと過ごしたのか、それを知りたいと思う一方で、とても話を聞けそうにはなかった。亡くなってしまったいま、私の書いた記事はあだ花のようで、賢さんにとってはうらめしくもあるだろう。そう思うと、再取材はひどく気が重かった。

そんな気持ちを振り切るように、十一月下旬、小林賢さんにあて、手紙を書いた。「こちらからご連絡します」と最後を結んだが、数日後、賢さんから電話をいただいた。

「女房の供養にもなるでしょうから、私でよければ、お話ししますよ」

一年ぶりで京王線の「芦花公園」駅で下り、小林宅へ向かった。前のときは住所を頼りに捜して迷い、約束の時刻に少し遅れたが、今度は逆に少し早すぎた。玄関に現れた賢さんは、気のせいか、一年前より頭に白いものが増えているようだった。

「線香でも、あげてやってください」

リビングルームの隣の部屋に案内された。幸子さんの病室だったというその部屋にはベッドが置かれ、隅の仏壇に、幸子さんの写真が飾られていた。その前に座り、焼香した。リビングルームに戻り、四人掛けのテーブルに賢さんと向かい合った。一年前とそっくり同じ位置で、違うのは賢さんの隣に幸子さんがいないことだけだった。

「最後の二ヵ月近くは、この家で過ごしたんですよ。外国に住んでいる家内の弟とか、兄弟みんなが見舞いに来てくれましてね。最期も僕と次男が看取りましたから、病院で死ぬよりは、本人もよかったんじゃないかと、それがせめてもの救いですね」

気落ちした声だが、穏やかな口調だった。

それにしても、一年前に私が訪れたときは、このまま回復に向かうとさえ見えた。それを言うと、賢さんが「そうなんです。あなたが来られた頃が一番元気だったんですよ」と言い、つけ加えた。「ちょうどあの頃、僕が録音をやった映画が完成して、そのお祝いの食事会が十一月初めにありましてね。女房も一緒に出席して、すごく喜んでたんです」

小林賢さんが映画の録音技師であることは、以前の取材の折りに知ったが、話が幸子さんの闘病が中心だったため、賢さんの仕事については詳しく聞くこともなかった。改めて、それを尋ねてみた。

若い頃は映画青年だった賢さんは、映画カメラマンをめざしたが、折りからの就職難で撮影所に入ることができず、独立プロの録音助手としてスタートした。助手時代に「人間の壁」「武器なき斗い」「松川事件」など、独立プロの名作に参加。六五年に録音技師として一本立ちし、さらに七五年には「スタジオKEN」を起こし、山本薩夫監督の「ベトナム」、橘祐典監督の「教室205号」など、ドキュメンタリー映画を多く手がけた。

数多くの監督とともに仕事をしてきた賢さんだが、その中に異色の監督がいた。フランス人のダニエル・モロー監督である。二十年前、武道の修行に来日したモロー氏は、日本の仏僧に関心をいだき、記録映画を撮影、フランス国内で上映して話題になった。九九年には、五年がかりで撮影した記録映画「阿闍梨　山の道」を完成、パリ世界民族映画祭Fatumbi賞を受賞したが、この録音を務めたのが小林賢さんであった。

モロー監督に誘われ、小林夫妻は友人のプロデューサー夫妻とともにフランスへ旅行した。これが前章で記した幸子さんの生まれて初めての海外旅行、そして、その一年後、幸子さんは末期ガンを宣告されたのである。

幸子さんの闘病が始まった頃、賢さんはまたモロー監督の映画作りに参加していた。江戸小紋の制作工程を記録する映画だった。大学病院で一時危篤を告げられ、持ち直したもののホスピス行きを迫られ、別の病院に転院し、さらに自宅療養を決意する——こんな苦しい日々、毎日のように病院で看病しながら、合間を見ては撮影現場やスタジオへ駆けつけていたのだ。この期間中に七十歳となった賢さんにとって、並大抵な苦労ではなかっただろう。

その記録映画は、自宅療養のために幸子さんが家へ戻る少し前に完成した。そして、漢方薬、ホメオパシー、ホルモン剤を服用していた幸子さんは、年が明けてからめきめき回復した。この時期、賢さんは別の映画作りに参加していた。一緒にフランス旅行した友人のプロデューサー鈴木文夫氏が、長年の夢としていだいていたドキュメンタリー映画「住井すゑ　百歳の人間宣言」(監督・橘祐典)である。大作小説『橋のない川』で知られる作家・住井すゑの生涯を追うとともに、永六輔、澤地久枝、山田洋次などゆかりの人たちへのインタビューで構成された映画だ。

幸子さんの病状が日増しに回復するのと並行して、映画作りが進行した。賢さんにとっては、前年の絶望的な状態から希望に向かって歩んでいた時期であり、仕事にも思い切り打ち込めたに違いない。映画は八月に完成、九月に試写会が日比谷公会堂で開かれた。幸子さんが「私も観たい」と言い、賢さんが連れて行った。ビデオ全盛の現在、その映画は全編フィルムで撮影されていた。「いい映画ね。フィルムで育ったパパの最後の映画」と、幸子さんは感動を口にしたという。ちなみに、この「住井すゑ　百歳の人間宣言」は二〇〇二年度毎日映画コンクールの「記録文化映画賞」(長編)を受賞している。

そして十一月、映画完成を祝う内輪の食事会が開かれ、スタッフたちが夫婦同伴で出席、そこにも幸子さんは賢さんとともに出席した。映画の完成と同時に、一年前までは末期ガン患者として、病院のベッドに寝たきりだった幸子さんのめざましい回復を、仲間たちは心から祝福した。私が取材したのも、この時期だった。ところが、その同じ月の終わり頃、事態は暗転した。鳴りをひそめていたガンが、再び頭をもたげたのだ——。

「それからは、もう仕事はできませんでしたね。何本か誘いもあったんですが、全部断って、女房にかかりっきりになったんです。結婚して三十八年でしたが、映画の仕事は不規則ですから、家や子供のことは全部女房にまかせきりでした。でも、よくやってくれましてね。十数年前、僕が胆石の手遅れで、もう少しで命を落としそうになったときも、女房は一生懸命やってくれました。だから今度は、僕のほうができるかぎりのことはしてやろうと、そう思って……やったんですが……」

そこまで言うと、賢さんは立ち上がってリビングを出て行った。涙を見せまいとしているのかと思った。しばらくして戻ってきた賢さんの手に一冊のファイルがあった。

「女房のガンがわかってから、亡くなるまで僕は日記をつけてたんです。いや、途中でブランクも多いし、日記というより、単なるメモのような恥ずかしいものですから、去年はお見せできなかったんです。もし、なんか参考になるようなら使ってください。それに、今度お書きになるときは、実名でもいいですよ。あんなに頑張って病気と闘った女房にとって、いい記念になりますから」

手渡されたファイルはずっしりと重かった。そこには三年間近い幸子さんの闘病と、それを支えた賢さんの思いがワープロ書きで記録されていた。これまで録音技師として、多くの良質なドキュメンタリー映画を作りあげてきた小林賢さんにとって、その介護記録は、自らの心の声を録音するような作業によってなったものだろう。その記録をもとに、幸子さんの最後の闘病、賢さんの苦衷の日々をたどってみる。

介護記は、原因不明の腰痛から、幸子さんが東京女子医大病院に緊急入院するまでがレジメでまとめられ、そのあと、〇一年六月四日からは日を追って書かれている。その冒頭にこうある。
「3時30分、担任の先生から説明があった。乳癌で末期状態、回復の可能性なし。他の病院ならホスピスに送ると言われる。（中略）目の前が真っ暗になる。何と言うことだ。結婚以来家族が病気になった事などなかったのに。先生の話にハイハイと聞くだけで、思考が混乱して何も質問もできなかった」

突然襲いかかってきた悲劇の日から書き始めたのは、おそらく絶望と混乱のなかで、自分を見失うまいとする本能的なものだったのだろう。末期状態であることを、もちろん幸子さんには伏せていたが、入院時の書類を見て、本人も自分が乳ガンだということは知っていたという。このあと記録は、前章で記したような病状の変化や、治療の経過を逐一記している。
『新潮45』に記事を書いたとき、私はこの記録の存在を知らなかった。賢さんが病院とスタジオを行き来しながら、どれほど深い苦悩や不安、疲労をかかえていたのか理解していなかった。取材時の言葉の端々から、通り一遍に推測しただけだった。だが、それより何より私は、幸子さんの心の闇がまったく見えていなかった。回復のピーク時で、ときに笑顔で淡々と語る彼女の言葉の上っ面だけをとらえ、くぐってきた暗闇にはまったく目が向かなかった。記録を読み進むにつれ、それを痛切に思い知らされた。

「6月10日　日曜日　曇のち雨　（前略）幸子がホスピスの話をする。ドキッとした。薬が辛いので我慢できそうもないと。今日は朝から煙草を我慢しているが、誰も居ない家に帰ると、やはり駄目だ。冷蔵庫の野菜が腐った。大根、人参、玉ねぎ、ねぎ、ジャガイモ全部捨てる」

「7月6日　金曜日　曇り　一時病院に行く。お腹は空くが食べてもすぐ吐いてしまう。四日も満足に食べていない。体力が落ちてしまう。胸の少し太い血管に点滴を入れようと相談された。それしか無いと思う。幸子が元気がないと私も元気がでない。いつ歩ける様になるだろうか。幸子は帰ってこれるだろうか。サヨウナラと言うても手を離さない。寂しいのだろう」

「8月9日　木曜日　晴れ　午後一時からスタジオでMA録音。（中略）六時顔を見たら帰ろうと思って室に入ると、幸子は先生にいろいろと言われ落ち込んでいた。このままベッドの上での生活なら死んだ方がましだと涙を流す。なぜ！ここまで手遅れになったのか、なぜ！ここまで知らせが無かったのか。何の症状もなく手遅れになる、あれだけ健康に気を使っていた幸子が？これも運命なのか、人の幸せなどと言うものは脆いものだ……」

「8月18日　土曜日　曇り　（前略）十一時病室に行く。もう立てないのか歩けないのかと聞く。言葉に詰まる。突然ホスピスに行くと言い出した。このまま歩けないのなら生きて居ても意味ないと言う。涙が出てしまう。慰める言葉もない。友達に頼んで別の医者に聞いてみようと慰める。

（後略）」

こんな絶望的状態のなか、賢さんは帯津医師に出会い、漢方薬、ホメオパシー、少し遅れてホルモン剤の服用が始まる。転院を経て自宅闘病、そして日増しに回復していく様子が記録されている。以前は毎日、欠かさず書かれていたが、賢さんも安心したのか、間があいている。

「（〇二年）4月26日　金曜日　曇り　去年は今日から一人暮らしが始まった。あれから満一年。慌ただしい一年が過ぎた。長かった様な短かった様な…女子医大で末期と宣告され、五か月後に多摩病院に移り、年末に家に帰り、今何とか身の回りの事ができる様になった。本人には不安がある様だが、日に日に回復の兆しが見える。（中略）漢方が効いているのだろうか、ホメオパシーかそれともホルモン剤か、ともあれ何かが良い方向に作用しているのだろう。このまま回復してくれ」

賢さんの願いが通じ、幸子さんは外出もできるようになり、賢さんに連れられて一年ぶりに電車に乗り、美容院へ行き、デパートへも行く。そして「夕方買い物に行くと言って、烏山まで一人で行く。去年は一度も行った事が無い。これも二年ぶりだ」という「7月13日」付けで、前半の記録が終わっている。

終わったまま、再びこの記録を続けることがないよう、賢さんは願っただろうが、つぎのページをめくると「一月四日」と、漢数字の日付けになっている。〇三年だ。「二時に家を出て病院に向かう。さすがに正月で病院はガラガラ、看護婦さんも二人で、幸子も寂しそうだ」とある。

あれほどの回復をみせながら、この間、何が起こったのか。

「去年の十一月半ばでした」と、賢さんが言った。私が取材した頃だが、そのすぐあと、幸子さんは「足が出ない」と言い出したという。思うように歩けなくなったのだ。女子医大病院へ診察を受けに行くと、つぎに「首がまわらない」と言い、月末に入院。足と首に放射線を照射した。腫瘍マーカーが上昇し、精密検査でガンが脳に転移していることが判明。それまでも全身に放射線を当てていたが、今度は頭蓋骨に照射し、髪の毛が全部脱けた。この間も漢方薬、ホメオパシー、ホルモン剤の服用は続けた。

「一月三十一日　金曜日　晴れ　晴天が続く。月曜日から始めた頭蓋骨の照射も今日で五回目になる。三時ＭＲＩの撮影に呼ばれる。車椅子で戻ってきた幸子は家に帰りたいとダダをこねる。腕や足が痛いらしい。回復は無いのか。一人で泣いて居るのかと、可哀想になる。元気になるよ、きっと」

　今度もまた、賢さんの願いが通じ、幸子さんは持ち直した。三月中旬に退院、賢さんの記録も五月末まで中断している。

「前ほど元気じゃなかったですが、料理を作るなど、なんとか生活できてたんです。五月五日のこどもの日、子供たちが来ることになっていて、『何が食べたい？』ってオーダーをとってたんですが、その、こどもの日、急に起きられなくなったんです」

　トイレも行けなくなり、寝返りも自由にできなくなった。月末、五回目の入院。その三日後の夜中、携帯電話を持たせていた幸子さんから「パパ、やっちゃった」と電話が入った。一人でトイレに行こうとして転倒、骨折したのだ。ガンの骨転移の場合、骨折が最も危険とされる。以後、幸子さんの病状は悪化の一途をたどった。記録には連日、こんな悲痛な言葉が並ぶ。

「身体の自由が効かず寝返りも出来ない。顔を歪めているのを見るのは悲しい。励ますにも言葉が出ない。人の命は無情だ」

「先生から説明を聞く。全身の骨が侵されていて、いつどこの骨が折れてもおかしくない状態だと言われる」

「なんとか収まって寝ている。足も手もスッカリ痩せてしまった。もう起き上がる事が出来ないのだろうか、じっと寝顔を見る」

「幸子は早く楽になりたいと泣く。何もしてやれないわたしは、ただ、さすってやるだけだ。生きるという事がこんなに大変な事とは」

以前と同じように、病院からまたホスピス行きを勧められる。看病に限界を覚えた賢さんはホスピスを訪ね、入所の許可が出る。

「幸子はホスピスは行かない……嫌だと言う。今後痛みが出た時どうするのかと言っても、嫌と言ってきかない。圭（次男）が一緒に説得してもきかない。家で介護が出来るだろうか」

七月半ば、退院。自宅での介護が始まる。訪問看護、在宅サポート、そして地元クリニックの医師の往診を受けるが、幸子さんは夜中に痛みやかゆみを訴え、賢さんも眠れない夜が続く。八月半ばになると、頭に放射線照射を受けたせいか、痴呆症状が出た。下旬、幸子さんが一番可愛いがっていたスウェーデン居住の弟が見舞いに訪れたが、意識が混濁して見分けがつかない。何かを話すのだが、言葉が聞き取れない。「時々パパと聞こえる。苦しそうである」。

九月、一気に悪化。

「九月二日　火曜日　晴れ　（前略）幸子の反応は日増しに弱っていく様だ。闘病生活三年、来る所に来てしまったのか」

「九月三日　水曜日　曇　幸子は只眠り続ける。（中略）時々痛いようと悲鳴を上げる。飲ませる以外何もしてやれない。苦しむ顔をじっと見て居る」

「九月五日　金曜日　晴れ　痛いよ痛いよと叫び続ける。生きたいよーとも聞こえる。（中略）見ていても何も出来ない。辛い。これが家庭看護か」

「九月七日　日曜日　晴れ　（前略）午後九時二十分先生に電話をしようとした時息が切れた。九時二十五分だ。頑張って来たのにあまりにあっけない幕切れであった。眼は開いて居た。圭が幸子の上に泣き崩れる。九時四十分、吉野先生が見える。瞳孔と脈を見る。ご臨終ですと言われる。六十一歳幸子の一生が終わってしまった。（中略）フランスで買ったお気に入りの洋服を着せる。元気になると信じて作ったカツラを被せる。静かに眠っている様である。苦しかった表情は無い。静かな顔だ。やっと楽になったね……」

九月十日、葬儀。斎場で骨を拾った。

「女房の骨がね、どれも小さくて少ないんですよ。骨ツボの半分もないんです。僕もいままで、先輩や友人の火葬に何度も立ち会いましたが、こんなに少ないのは初めてでした。頭蓋骨も喉仏も、形になってないんですよ。骨がもろくなって、小さく欠けてしまって、全身の骨がやられてたんですね……そんなにまで頑張ったんだと……」

もう涙を隠そうともせず、最後に賢さんはそう語った。

介護記録のファイルをお借りした私は、自宅でそれを初めから読んだ。何度となくこみあげそうになり、読むのを中断した。記録は幸子さんの死後も十月半ばまで続き、さまざまな手続きや霊園捜しまで記されている。

「九月二十七日　土曜日　晴れ　今日、帯津先生に手紙を貰う。あんなに元気になって来たのに残念だ、力になれなくて申し訳ないと書かれていた。恒任さんの紹介で漢方とホメオパシーを薦められ、幸子は女子医大でも驚く回復力をみせた。ホメオパシーは帯津先生が自腹でこの二年間、送り続けてくれた。守銭奴の医者がはびこる中で、医は仁術を実践している先生に頭が下がる。涙が止まらない」

ここまで読んで、私もこらえきれなくなった。あふれてくるもので字が見えなくなった。そして、かすんだ目で読み続けたすえ、私の中でも幸子さんを見送ることができる記述に出会った。

「十月七日　火曜日　曇　始めての命日。慌ただしく一か月が過ぎた。二年前に入院した時の日記を圭が捜した。始めて見る幸子の日記だ。不安と寂しさがにじみ出ている。辛かっただろう。

皆に感謝して〝ありがとう、ありがとう〟と十八回も書いている、死を予感して居たのか。去年からの日記には夢の中に出てくる不安が書いてある。毎晩夢を見ていたのか？　夢なんか信じるなと言い続けたが……だんだんと身体の自由が効かなくなって不安が募っていったのだろう。一日も永く生きてと思っていたが、苦しみを長引かせるだけだ。これで良かったのだ。家で家族と共に居て旅立った。これで良かった……」

第五章　ガンを生きる

ガンはイコール死じゃない

ガンが恐れられるのは、いったん治癒しても、また再発したり別の部位に転移したりすることが多いからである。先にも少し触れたが「五年生存率」という言葉がある。診断が確定後、あるいは手術後五年の間に再発・転移をみない場合、その患者は治癒したとみなされる（ガンの部位や進行度によっては一年生存率、十年生存率もある）。大学病院やがんセンターなどでは、この五年生存率が重視され、優劣を競う基準になっているが、「そういう統計にはあまり意味がない」と帯津医師は言う。

「極端な例ですが、五年たった翌日に再発して、あっという間に亡くなる患者さんもいるわけです。だけど、そういう患者さんも五年生存率では治った例として統計処理されるんですね。そこまで極端でなくとも、五年を目標に食事などに注意して生活していた人が、五年が過ぎたとたん、気がゆるんで再発や転移をみる、こういう例はたくさんあります。だからガン治療では、単に『治る・治らない』という考え方でなく、『いい状態に保つ』ということが大事だと思うんです。体に腫瘍を持ったままでも、ちゃんと生活できればいいわけですし、そういう患者さんが、うちの病院にはたくさんいます」

つまりガンを生きる、あるいはガンとともに生きる。前章で記した林芳典氏、宮崎二郎氏、そして小林幸子さんのように、うむをいわさない圧倒的な力で死に引きずりこまれる例も、たしかに少なくない。しかし、このガンとの「共生」という考え方を、患者はもちろん医療者側もひとつの柱として持つなら、ガン治療の現場は大きく変わってくるのではないだろうか。また、ガン年齢の私などにとっても、たとえガンになっても、それと共生できるとなれば、ガン・イコール死というイメージが薄らぐ。

もちろん、ガンとともに生きることはたやすくない。何もしないでそれが可能というわけではない。第三章で登場した中野弘恵さんは、再発・再々発・転移という四度の発病を乗り越えながら、海外を飛び回る生活を送っている。まさにガンとともに生きる代表選手のような存在だ。彼女の場合、帯津三敬病院を退院したのちも、漢方薬を飲み、気功や呼吸法を日常生活の中で活かしている。また、帯津医師によってガンに対する考え方が大きく変わったことも大きい。

つまり帯津三敬病院の漢方薬、気功、呼吸法などはガンの治療法であると同時に、再発や転移の予防法でもあり、さらには、たとえ再発・転移してもガンをかかえたまま生きていける、その土台作りの方法といえる。そのため、退院した多くの患者が、その後も漢方薬を飲み続け、気功や呼吸法に通ったり、あるいは自宅で実践したりしている。

この章では、これまで登場した人たちに再取材し、ガンとともに生きる日々や、その中で起きた人生の一面を紹介する。また、新しく取材した、まさにガンを生きる象徴のような方も取り上げげてみたい。

最初は、真野明子さん。五人のグループ取材のときの一番若い患者である、繰り返しになるが、彼女の治療経過を整理しておく。

昭和四十五(一九七〇)年生まれの明子さんが、帯津三敬病院を訪れたのは〇二年六月だった。その八ヵ月ほど前から左乳房にしこりを感じていたが、父親が腎臓ガンで入院、末期を宣告され、看病にあたるため、自分のほうを後まわしにしたのだ。検査の結果は乳ガンで、腫瘍の大きさは五センチ、リンパ節にも転移しており、進行度はIIIだった。六月に手術。あとの治療として、明子さんの場合、放射線もホルモン剤も適応がなく、抗ガン剤だけだったが、彼女はそれを拒否した。四年前に卵巣ガンにかかった母親が、副作用に苦しみながら抗ガン剤治療を受け、その効果もなく一年後に亡くなったことから、西洋医学以外での治療を自ら選んだのだ。

グループ取材は〇二年九月、それから一年余りたって、病院の敷地内、道場の隣の喫茶店で、改めて真野明子さんと向かい合った。この一年の間、時折私は病院に帯津医師を訪ね、そのつど道場をのぞいていたが、いつも気功や太極拳に取り組む明子さんの姿があった。まず、それを言うと、「四カ月間入院し、去年の十月に退院したんです。でも、実家に帰るとまわりの環境が変わり、それに入ると、また元に戻ってしまうじゃないですか。手術したから治るという病気じゃないですから、気功を続けるため、退院と同時に、病院近くにアパートを借りたんです」。

前の取材のとき、明子さんは「抗ガン剤治療を受けなれば五年生存率五割、受ければ六割。一割のために抗ガン剤なんてね」と笑いながら話した。独身の三十二歳で左乳房の全摘手術を受けたと聞き、「抵抗はなかったですか」と尋ねると、「別になかったですね。そりゃ、胸は無いよりあったほうがいいと思いますけど」と、やはり笑いながら答えた。おおらかで、シンの強い性格のようだ。

入院中、明子さんは週末になると秩父市の実家に帰り、腎臓ガンの末期状態で地元の病院に入院していた父親を見舞うのが常だった。その父は、明子さんが退院する少し前に亡くなった。入院時に「余命三ヵ月」と医師に宣告され、その後も見舞うたびに「あと一ヵ月」と言われ続けたすえ、入院九ヵ月で他界したのだ。その三年前には母親が卵巣ガンで亡くなっており、三年間で一家五人（明子さんには兄と弟がいる）のうち、三人がガンにかかり、二人が死んだことになる。

「だから、近所ではいい噂話になるんですよ。母に父、それに私、私なんか若いから、よけい噂のタネになりやすいんです。みんな、人の不幸って好きじゃないですか。私が実家へ帰ると、『どうなの？』って、会う人ごとに聞かれる。それがウザイんですよ。そのたびに、またイチから話さないといけない。そうすると、自分が病気になったところから全然抜けられないんですよね。そこに戻ると、落ち込む。そういう重たさが邪魔くさいこともあって、こっちにアパートを借りたんです。本当に仲のいい友達はなにもいわず、私を待っててくれますね。ガン・イコール死みたいな考え方が一般にあるじゃないですか。それが変わってくれればいいんですけどね」

では、明子さん自身にガン・イコール死という考えはないのだろうか。

「そりゃ、不安はありますよ。母と父の経過をずっと見てましたから、だんだん弱くなって、最後はああなっていくという不安がよぎることもあります。だけど、ガン・イコール死じゃないと思いますね。私、時間があるかぎり道場へ来て、気功や太極拳をやってますが、そうして毎日、大野先生と会ってると、すごく元気になれるんですよ」

大野先生というのは大野聡克さん。私が前年の取材初日に、道場で初めて気功を見たとき、それを指導していた人だ。病院職員の大野さんは、実は元患者である。十二年前にこの病院で直腸ガンが発見されたのだが、開腹してみると、ガン腫はすでに直腸の外膜を破って進行し、リンパ腺転移も広範囲に及んでいた。治癒の可能性は三〇%、再発の可能性が非常に高い状態だった。

大野さんは抗ガン剤治療や温熱療法も受けたが、どちらも耐えきれないほどきつく中止。代わって積極的に取り組んだのが漢方薬と気功だった。とくに気功には熱心ですべての功法に挑戦、職場が病院近くだったので、昼休みも道場に通っていた。五年、六年とこれを続けた結果、定期的に受ける検査はすべて正常になった。そして五年前、「患者さんたちの役に立ちたい」と、病院職員に転職した。気功や太極拳の指導、またのちほど触れるが、「患者の会」の世話役も務めている。

この大野さんと道場で接しているうち、明子さんのガンに対する考え方が変わってきたという。

「帯津先生は別ですが、ほかのお医者さんの中には『ガンは治らないんだよ、再発するんだよ』

と言う人もいます。患者って、すごく敏感ですから、そんなことを聞かされると意識にインプットされてしまう。そうじゃないと排除しようとしても根強く残るんですね。でも、大野先生は『大丈夫、病気になる前の生活習慣を変え、病気に対する考え方を変えれば治るし、再発しないよ』といいます。今度はそれがインプットされますが、自分がいってる通りのことをやってるお手本が大野先生ですから、聞いていてすごく説得力がありますね。お医者さんの言葉より信じられる」

明子さんによると、この病院にも「ガンは治らない」と、患者に話す医師もいるという。その医師にすれば、「それほど恐い病気だから、徹底的な治療が必要だ」という意味を込めて言っているのだろうが、言われた患者は当然落ち込む。まして、明子さんのように抗ガン剤を拒んでいる患者には、よけい重く響くにちがいない。

「今年の夏のことですが、夜中にすごく息苦しくなって、病院へ来たんです。翌朝レントゲンを撮って異常がないことがわかったんですが、急に来たので、担当の先生じゃない別のお医者さんだったんです。そのお医者さんは『乳ガンは手術後一年から一年半が一番恐いんだ。抗ガン剤をやりなさい』と強い口調でいうんです。私が『抗ガン剤はイヤなんです』と答えると、『副作用の軽いものだけでもやりなさい』。軽いといったって、相当じゃないですか。先生自身が体験したことがあるんなら、そういわれてもかまわないですけど、そんなに簡単にいってほしくない。『なんだよ、この先生』と思いながら、適当に聞き流しました。――だいたい、医者が嫌いなんです、私、帯津先生は別にして」

そう言って、おおらかな笑い声をあげた。抗ガン剤を拒む患者には、無理に勧めず、別の治療法を提案する。それがこの病院独自の姿勢のはずだが、帯津医師のかかげる理想と現実のギャップがここにも見られる。

さて、それはともかく、乳ガン手術からほぼ一年半、現在の明子さんは、どんな治療法に取り組んでいるのか。

「太極拳と二十一式気功、丹田呼吸法、内養功に出席しています。道場へ来れないときは、アパートで二十一式気功をやっていますが、太極拳でも気功でも、終わったあとは体がすごく楽になりますね。それと、今年初めからSAT療法も受けています」

SATイメージ療法を受ける前、明子さんの場合、両親に関することで強いストレスがあったという。

「父と母が好きなように生きて、それで亡くなったのならしかたないと思いますが、二人ともマジメすぎるほどマジメで、いろんなことを我慢して、人におさえつけられながら生きたすえに亡くなったんですね。私としては、おさえつけた人が憎いし、父も母もそうだろうと思っていました。その思い込みが強かったんですが、SAT療法を何回か受けるうち、やわらいできましたね。もしかしたら父と母は幸せだったかもしれないと、思えるようになったんです。そう思えると、私自身も楽になる感じですね」

SATイメージ療法では、治療後に採血し、リンパ球、白血球、腫瘍マーカーなどを調べるが、明子さんの場合、どの数値もおおむね良好だという。

それにしても、三十歳そこそこで両親を相次いでガンで失い、自分もガンになり、おまけに抗ガン剤には頼らない。それでいて、おおらかで淡々としている明子さんを見ると、不思議な気がする。自分をその立場に置き換えて考えると、とてもこんなふうにはなれそうにない。くどいようだが、本当に、ガンで死ぬことに不安は感じないのかと最後に尋ねてみた。

「病院の近くに住んでると、いろんな患者さんと仲良くなるんですよ。それで、仲良くなった人が亡くなったりすると、どうしてかなって思う。父と母が亡くなったとき、一生懸命生きて悪いこともしてないのに、なんで死んだんだろうと、すごい疑問を感じました。でも、病院に来ると、いい人でもやっぱり亡くなる。それを見てると、これは自然のものなんだと思えるようになり、しがみつきはなくなりましたね。私、帯津先生の講話も欠かさず聞いてますが、そんなふうに思えるようになったのも、帯津先生の影響が大きいと思います。――質問の答えになってます?」

最後は笑いながらそう言い、明子さんはつぎの気功に出席するため、喫茶店を出ていった。

ガンになったから今も生きていられる

第三章に登場した四人の方のうち、小林幸子さんは残念ながら亡くなられたが、あとの方々は健在である。帯津医師のもとで身につけた治療法や考え方を、それぞれが生活の中で活かしながら、ガンとともに生きている。なかでも優等生というべきは坂本栄子さんで、いまも毎週の丹田呼吸法と太極拳に欠かさず通っている。時折、病院内で顔を合わせたとき、「体の調子はどうですか?」と尋ねると、「おかげさまで順調です」と、相変わらずもの静かに答える。

また、丹田呼吸法クラスをのぞくと、先ほどの真野明子さんと坂本栄子さんが並んで、帯津医師の指導を受けながら呼吸法に取り組んでいたりした。その様子を見て、ある感慨をおぼえたものだ。二人ともにガンの手術後、抗ガン剤治療に頼らず闘病してきたが、手術後十一年になる坂本栄子さんには、闘病という力みが感じられない。一年前の取材では「ときどきCTを撮ると影が写りますが、精密検査をすると、何も出てこないんです。呼吸法を続けているおかげだと思います」と語っていた。呼吸法を生活のリズムにしながら、ガンとおだやかに共生している、そんなゆとりすら感じさせられる。

手術してまだ一年余りの真野明子さんにすれば、そういう先輩と並んで呼吸法に取り組むことは、心強い励みになるにちがいない。また、指導する帯津医師にとっては、二人の十年の時間の開きは、自らが実践する医療の正しさを証す道しるべのようなものだろう。

さて、第三章登場の残る二人、山本富美子さんと中野弘恵さんには、先にも少し触れたが、それぞれこの一年で大きな変化があった。

まず山本富美子さんだが、この人を考えるとき、いつも浮かんでくるのが「運命の試練」という言葉である。繰り返しになるが、エリート技術者のご主人、三人の子供に恵まれ、幸せな家庭を築いたはずだったが、長女が心身症にかかり、次男が失踪して行方不明、そこへ自分自身が乳ガンになった。手術したものの転移、その後、帯津三敬病院で治療中、今度はクモ膜下出血に倒れ、目まで見えなくなった。

これでもかとばかり襲いかかってくる試練を、富美子さんはキリスト教の信仰、ご主人の支え、そして帯津三敬病院での治療と、帯津医師への深い信頼によって乗り越えてきた。だが、この人の運命はどこまでも過酷である。第三章では触れなかったが、〇二年十一月に取材したその少し前、実は長男がリストラにあい、仕事を失って家に戻っていた。自分の病気に加え、三人の子供がすべてトラブルをかかえていながら、それでも凛として生きる富美子さんに感動を覚えたが、取材から八カ月たった〇三年七月、今度は胃ガンにかかり手術を受けたという。

帯津医師からそれを聞かされた私は、普通の人では耐えきれないだろうが、富美子さんなら、新たなこの試練をまた乗り越えたにちがいない、その心境をぜひうかがいたいと思った。ただ、手術から日数もたっておらず、無理をお願いするわけにいかず、とりあえず手紙を送った。折り返し、いつもながらの達筆の返事が届いた。

「胃の方は順調にいっているのですが、くも膜下出血以来おきはじめた頭痛が、胃がんの手術後から、どうしたわけか多発しだし、脳外科でもいろいろな鎮痛剤を試してもらっているのですが、どれもさっぱり効かず、いつはじまるかわからず、痛みだすと動けないので、約束ごとができないでいます。／そんなわけで、お手紙をさせていただければと思います。何を書けばいいのか、Q&Aの形で聞いてくださいませんでしょうか」

頭痛をよけい進行させるのではという危惧もあったが、ご厚意に甘え、質問項目を並べた手紙を書き始めた。豊村夫人のときと同じで、書き出すと、あれもこれもと出てきた。投函して一カ月余り返事がなく、やはり病状を悪化させることになったのかと後悔したが、年の暮れ近く、長文の手紙をいただいた。

「遅くなりまして申しわけございません。年の瀬となり雑用が多くなり、一応主婦なのですが、何しろ体力がなく、以前のようにさっさと片づけてゆけず、通院や鍼灸院に時間をとられ、執っこい頭痛の間を縫って、これだけのことを書くのに、こんなになってしまいました」

この前置きのあと、実にていねいな文章が綴られていた。それにそって、ガンを生きる富美子さんの日々をまとめてみる。

まず、胃ガンの経過はこうである。帯津医師は院内講話だけでなく、病院外でもあちこちで講演を行なっている。そのうちのひとつに、東京都文京区のアジア文化会館で行なう定期講演がある。隔月ごとに開かれるこの講演会に、富美子さんはもう何年来、ご主人と一緒に出席している。〇三年五月、講演会に出席した富美子さんは、終了後、帯津医師に相談した。一ヵ月ほど前から胸焼けが続き、何となく胃の調子が悪かったのだ。

検査したほうがいいという帯津医師のアドバイスで、数日後、帯津三敬病院で胃カメラと生検（生体組織検査。病変部と思われる部位を小さく切除し、病理組織学的に検査し診断をつける）によって検査した。胃ガンの疑いを示す悪い細胞が出たが、病変部が特定できず、帯津医師は別の病院でも精密検査を受けるようにと、都立駒込病院を紹介。駒込病院に検査入院した富美子さんは、鼻から胃まで通したチューブにバリウムを入れて行なう造影検査や大腸内視鏡検査を受けた。

結果、一センチ四方のガンが見つかった。進行度Ⅰの早期ガンだが、まわりの臓器に浸潤しやすいスキルス・ガンだった。これは粘膜の下を這って散らばることがあり、発見が遅れると手遅れになりやすい。前述したように、富美子さんは十二年前に乳ガンにかかったが、今度の胃ガンは乳ガンの転移ではなく、胃原発の新たなガンだった。つまり、多重ガンである。ガン患者増加にともない、この多重ガンも増加傾向にある。

富美子さんは駒込病院で胃の四分の三を切除する手術を受けた。早期発見だったので転移もなく、術後の抗ガン剤も必要なかった。駒込病院の執刀医は「このガンの早期は、ベテランの医者でもよく見逃すんですよ。手遅れになることが多いこのガンを、この状態で見つけてもらって本当にラッキーでしたね。帯津先生に感謝しなくちゃ」と言った。

こうして命拾いした富美子さんだが、この前後の心境を手紙でこう記している。

「乳がんから十二年経った今回、胃がんを告げられた時、それも悪性のスキルスと知った時、次々に受ける検査の苦痛と、その結果が出るまでの不安感、手術への恐怖感、それら一つひとつが祈りの材料となり、自分の神経質なネガティブな性格からは考えられない不思議な平安に支えられました。神さまを身近に覚えることが出来ました。お見舞いにもらった星野富弘氏の詩がその時の心境そのままでした。

どんな時にも神さまに愛されている／そう思っている／手を伸ばせば届くところ／呼べば聞こえるところ／眠れない夜は枕の中に／あなたがいる

同室の人たちに『どうしてそんなに平静で明るくしていられるの？』『強がっているの？』と聞かれました。こんな時人は、いや、少なくとも私は、自分の努力でそんなことができるだろうか……と、心をみつめました」

このあと富美子さんは、以前の乳ガンとクモ膜下出血のときの、死への恐れから信仰の深まりまでを自らたどっている。富美子さんの信仰は、はじめのうちは、長女の心身症というつらい現実から目をそむけたいという思いがあったのだろう。それが自らがガンになり、死への恐怖と直面する中で帯津医師に出会い、信仰を深めながら恐怖を克服していった。そして、今度の胃ガンでも祈ることで不安や恐怖を乗り越えている。試練のたびに強くなっていく富美子さんの生き方には、感嘆するばかりである。

もっとも、そんな富美子さんも思わず涙したことがある。駒込病院に入院中、山田婦長が見舞いに訪れたときのことだ。

「ご多忙なのに、わざわざ見舞ってくださり、『大変だったわね。帯津先生は、山本さんは何度も辛い思いをしているのだから、なるべく優しい治療でできたらと言っておられたけど……。ほんとにかわいそうだった……』と、私の背中を撫でながら言ってくださったのには、正直びっくりしました。てっきり、あの力強いきっぱりした声で『大丈夫よ、頑張りなさい！』と、どんと押されると思っていたのに、高みからの激励ではなく、同じ高さで私の気持ちに寄り添ってくださったのです。『頑張って！』『頑張って！』という言葉に疲れていた私は、泣いてしまいました。帯津先生のホリスティック医療の優しい温もりに触れた思いでした」

手術後、駒込病院を退院した富美子さんは、すぐに帯津三敬病院へ移り、ケアのため一カ月間入院した。現在は、駒込病院で一カ月に一度の定期検診を受けながら、帯津三敬病院へも通院し、漢方薬、丸山ワクチン、ホメオパシー、アガリクス、鍼灸、ビワ灸、気功を治療法として取り入れている。

一方、富美子さんの家庭のほうはどうなったのか。私の不しつけな質問にも、ていねいに答えてくれている。

「家庭の事情は変化がありません。長男はリストラに遭って家に戻り一年四カ月になります。まだ仕事なしです。次男が家を出て音信不通となって十一年。娘は病歴十八年です。ひきこもり状態の後、ここ二年間、秘書役として勤めていたのですが（奇跡的に！）、この夏にリストラで、目下失業中です。病状は依然として続いていますが、職さがしや礼拝や家庭集会など、毎日のように出かけています（娘も受洗しています）。

永い年月、子供のためにと私は思いつく限りのことを、限界までやってきたと思います。その全てがマイナスにしかならなかった時、我力で何とかできると思っていた愚かさを思い知ったのです。体がパンクしなかったら（がんにならなかったら）、頭が、心が、パンクしていたと思います。絶妙のタイミングで病気になったから、今も生きられているのだと思っています。

ボタンを掛け違ったような子供との関係に、時として押し潰されそうになりますが、子供の問題が、自分自身の病いがあって、私は深く生きていけるのではないかと、又一歩を踏み出すことができています」

ガンになったから、いまも生きていられる――逆説的に聞こえるこの言葉は、富美子さんにとっては真実そのものだろう。ガンを深く生きたすえに真実をつかみ、その真実があるから、これからもガンを生きていくことができる。ガンから何かを学ぶという点で稀有な患者である山本富美子さんは、手紙の最後をこう結んでいる。

「いろいろと書き並べましたが、読み返してみると、何だか達観したような、いかにも信仰深いような、ちょっと違うのではないかと躊躇してしまいますが、この度、お尋ねいただいて、自分を見つめ直し、文章化することで漠然と思っていたことを少し整理することができました。このような切っ掛けをいただいて、ありがとうございました。

今はこんな思いで過ごしていますが、私はどうしようもなく弱い者ですから、事あらばどんなになるか、わかったものではありません。頼るは〝祈り〟です」

体験を活かし臨床心理士に

ガンとともに生きる代表選手、先に中野弘恵さんをそう記したが、一年ぶりにお会いした弘恵さんは、やはりそう呼ぶにふさわしかった。ご主人が亡くなり、店も閉めたと聞いていたので、さすがの彼女も落ち込んでいるだろうと思っていたが、連絡をとると「去年のときの、帝国ホテルでいいですね」とさっさと自分で決め、当日、以前と同じくさっそうと現れた。ただ、左目に眼帯をしており、「どうしたんですか?」と尋ねると、「腫瘍があって手術したんです。ちょっと内出血してて」とこともなげに言う。

前と同じロビーに隣接した喫茶室で向かい合った弘恵さんは、同じように快活な口調で、この一年の環境の激変を語ってくれた。

前述したように、弘恵さんの長女は母親の闘病を見て育ったことから医学を志し、埼玉医大に進学した。現在六年生で、〇四年三月には卒業、医師国家試験を受けることになっている。長女はもともと体が丈夫ではなく、喘息の持病もある。そんな長女が医学部六年に進んだとき、弘恵さんは「この一年が一番大事、卒業するまで面倒をみてやらなくては」と考え、十二年間続けてきた輸入陶器販売の店を閉めることにした。

五月末に店は閉じたが、ビジネスそのものを止めたわけではない。常設店ではなく、サロン形式の新しい販売スタイルを考え、海外での仕入れは年三回に減らすことにした。サロン会場の場所も都内に二カ所をおさえ、準備を進めていた七月初めのことだった。弘恵さんのご主人は、不動産管理業やデパート内のレストランを経営する実業家で、マジメな仕事人間、ほとんど休みもとらず働いていた。そのご主人が突然、クモ膜下出血で倒れたのだ。知らせを受けた弘恵さんは、すぐに病院に駆けつけたが、ご主人は意識が戻らぬまま息を引き取った。

「突然のことで、なにがなんだか訳がわからない、というのが正直なところでしたね。常日頃、ガンをかかえた私のほうが、主人より先に死ぬんだろうなって思ってましたから。娘のことは、主人がいてくれれば大丈夫かなと思ってたんですよ。その主人が急に亡くなり、パパっ子だった娘は、もう茫然自失。私は私で、ご飯は食べられないし、主人の店の後かたづけなどで走り回り、めっきり痩せてしまったんです。こんなことではストレスがたまり、またガンが悪化して、今度こそ死んでしまうかもしれない。これはなんとかしなくちゃと思ったんです」

弘恵さんが行なったのは、以前、帯津三敬病院で習得したイメージ療法だった。体をリラックスした状態にし、いいイメージを自分の中に植えつけ免疫力を高める方法である。毎晩、自分に語りかけた。「泣いてる余裕はない」「ガンを出してはいけない」「ガンは絶対に出ない」「頑張らなくちゃ」……。

こうして自分自身は何とか正常に保つことができたが、問題は長女だった。父親の死が尾をひき、卒業試験と国家試験が近づいているというのに、勉強がまったく手につかない。見るにみかねた弘恵さんが「ママがそばにいてあげようか」と言うと、長女は「そうして、お願い」。そこで、大学近くの長女のマンションの目と鼻の先に小さな部屋を借りた。東京の家と行き来しながら、長女や学友たちの食事の世話をする生活が始まった。

一方、サロン形式の新しいビジネス計画は宙に浮いたままだったが、弘恵さんの中で別の仕事への考えが芽生えた。ガン患者に対する臨床心理士への道である。

「ずっと前から、考えてはいたんです。二十年以上もの自分のガン体験を活かす道はないかなって。私、いろんな病院に入院しましたが、こんな楽天的な性格ですから、ほかの患者さんになにかと相談を受けたり、悩みを打ち明けられたりすることが多いんですよ」

帯津三敬病院に入院していたとき、弘恵さんはあるガン患者によく相談された。家族関係で悩んでいたその患者の話を、親身になって聞いてあげていた。弘恵さんが退院したあと、その患者が家に電話してきた。ちょうどその頃、仕事が忙しいうえ、自分の悩みごともあった弘恵さんはそっけなく応対した。それきり電話はかかってこなくなった。

「どうしてもっとやさしく話を聞いてあげなかったのかと、あとで後悔し、ずっと引きずってたんですね。それで、決心したんです。ビジネスは私でなくてもだれでもできます。でも、ガンの患者さんの不安や苦しみを本当に理解できるのは、同じ経験をした人間なんですよ。だったら、自分の体験を活かせる道を選ぼうって」

弘恵さんの話を聞きながら、あることを思い出した。帯津三敬病院の道場の隣に喫茶店があり、私は時々そこで取材メモの整理をしたりしていた。あるとき、背中合わせの席に二人の女性患者が座っていた。聞くともなしに話が聞こえた。以前にかかっていた大学病院の話をしているらしく、一人が「その若い先生がね、『私はいつも患者さんの気持ちになって、いろいろ考えてるんです』というのよ。ガン患者の気持ちになるなんて、できるわけがないわよ。じゃ、自分でガンになってみたらといいたくなっちゃった」と言った。すると、もう一人が相づちを打った。「そうよ、絶対にできないわよ。家族だって、いつも『つらいのはわかるよ』っていうけど、本当にこっちの気持ちがわかってないもの」。

その喫茶店での話を弘恵さんにすると、

「ひがみなんですよ、それって。私もそうだったから、よくわかります。お医者さんや看護婦さんが、どんなに親身に接してくださっても、『あなたがたは健康だから、私の気持ちが本当にわかるはずがない』と思うんです。家族に対してもそうです。何度も入院する私を心配して、主人が『お前と代わってやりたい』といったことがあったんです。思わず、私、『代われないことがわかってるから、そんな気休めをいうんでしょ！』といっちゃったんです。あとで、ひどいことをいったと思って、謝りましたけどね」

弘恵さんはまた、もうひとつのエピソードも話してくれた。弘恵さんが以前、都立駒込病院に入院していた頃、同じ悪性リンパ腫の女性患者がいた。自分の娘と同じ年頃の彼女には恋人がいたが、彼女のガンがわかって去っていった。その悩みや病気の不安を打ち明ける彼女に、弘恵さんはいろいろ助言した。退院した彼女に新しい恋人ができ、昨年、結婚したが、その結婚式に弘恵さんも招かれた。席上、新婦は弘恵さんを「病院の母」と紹介し、こう語った。

「ガンになると、実の母親でも本当のところはわかってくれません。でも、中野弘恵さんは同じ病気の大先輩として、いってくれることがすごくよくわかるし、納得できました。心にしみてきて、とってもうれしかった。ありがとう、病院のお母さん」

式に出る前は泣くまいと決心していた弘恵さんは、その言葉で涙がとまらなかった。

「だから、患者さんが周囲からわかってもらえないというのは、患者さんのひがみだとしても、まず、そのひがみをちゃんと聞いてあげることが大事だと思うんです。でも、臨床心理士はそれだけじゃダメですよね。その患者さんをどう癒すかがもっと大事なんです。そのためには、きちんと勉強して、資格も取らないといけないんですよ」

弘恵さんは短大卒だが、恩師の心理学の教授に相談に行った。ガン患者の臨床心理士になりたいという弘恵さんに、恩師は「それはいい。あなたには最適だ」と大賛成、アドバイスを与えてくれた。それにもとづく今後のプランはこうだ。

「四十七歳の私が、これから四年制大学へ入り直すのは大変ですから、まずNHKの放送大学を受講し、そのあと、どこかの大学院で臨床心理学などを勉強しようと思っているんですよ。もう本を読んだり、自分なりに始めてますけど、娘が卒業する来年の四月までは娘の世話が中心で、それから本格的に自分のことに取りかかるつもりです。私の中のガンと共存し、ガンに『おとなしくしてね』といいながら、三年、四年と勉強を重ねていって、絶対に実行しようと決心したんです。それで、娘がお医者さんになれば、親と子で新しいこともできますしね」

やはりガンとともに生きる代表選手である。ガン患者によるガン臨床心理士、これが実現すれば画期的なことだろう。「私がこんなに前向きに明るくなれたのも帯津先生のおかげなんです」と言う弘恵さんに、そのプランを帯津医師に相談したのかと尋ねた。

「まだいえないんですよ。だって、三カ月に一度の外来で、私、帯津先生の診察室に入るとき『ヤッホー!』っていうんですよ。娘にはいつも言葉づかいに気をつけなさいといってるくせに、もうメチャクチャですよね。それを許してくださるのが帯津先生ですけど、そんな私が臨床心理士になるなんていうと、びっくりするでしょうね。でも、勉強で頑張ってまた病気が出てきたとしても、先生がいるからきっと大丈夫、そんな確信が体のシンの根っ子になってるんですよ」

前回の取材もそうだったが、今度もまた、この人のパワーに圧倒された。最後に「二十二年間、人生の半分近くをガンとつきあってきて、どうですか」と尋ねてみた。口調は相変わらず快活だが、笑顔を消して、弘恵さんはきっぱりとこう答えた。

「ガンになって良かったなと、つくづく思います。帯津先生をはじめ、いろんな出会いがあったし、いい勉強になりました」

この本が出版される頃には、中野弘恵さんは放送大学での勉強をスタートし、娘さんも晴れて医師の道を歩き始めているだろう。最後に、その長女のエピソードをひとつ。

彼女が五年生のとき、病院での実習があった。初めて担当したのが女性の悪性リンパ腫患者だった。悪性リンパ腫のうち、ホジキン病は西洋人に多く、日本人では一割ほどしかいない。弘恵さんも、その患者も同じホジキン病だった。長女は患者に「実は、私の母が同じ病気なんです」と話した。二十年を超える母親の病気の経過を話しているうち、患者と二人で泣き出してしまったという。その気持ちを忘れないかぎり、きっと患者の心がわかる本物の医師に育っていくことだろう。

母が死んだ歳までは絶対に生きる

文藝春秋発行の『文藝春秋』平成十五年七月臨時増刊号は、「大養生　百歳人生の健康読本」と題した特別版だが、その巻頭エッセイを、帯津良一医師が執筆している。二ページ余りの短いエッセイで、独自のガン治療の基本的考えをまとめているが、その文中に五十五歳の乳ガン患者Nさんが登場する。末期状態で、一時は死線をさまよったが、劇的な回復を遂げたという。

病気の経過など、細かなことには何も触れていないが、そのエッセイを読んだ私は、ぜひ、Nさんに会って直接話を聞きたくなった。ただ、Nさんが危篤状態を脱してからまだ半年足らず、ためらいもあったが、思い切って帯津医師に依頼、またまた山田婦長の手を煩わせて、連絡をとってもらった。大阪に住むNさんに電話すると、「こっちへ来ていただけるんなら」。

こうして〇三年十一月、私は大阪府東住吉区の野中聡子さん（仮名）を訪ねることになった。住所を頼りに家を捜すという私に「いいえ、駅までお迎えに行きます」と、聡子さんは言い張った。乳ガン末期といえば小林幸子さんのことが頭にあり、恐縮したのだが、JR駅に現れた野中聡子さんは、痩せてはいるものの、声に張りがあり、駅から十五分ほどの自宅への足取りもしっかりしていた。とても、半年前に危篤状態だったとは信じられないほどだった。

聡子さんは姉と妹と同居しており、そのお二人にも同席していただき話を聞いたが、これがやはりすごいものだった。闘病十八年、帯津三敬病院への入院は六度を数え、先の中野弘恵さんに勝るとも劣らぬ、ガンを生きる象徴のような人であった。

昭和二十二（一九四七）年生まれの聡子さんは四人姉妹の三女。乳ガンにかかっていることが分かったのは八五年、三十八歳のときだった。大阪府立大学病院で検査を受け、「右乳房に腫瘍がありますが、良性なので切除手術をすれば完全に治ります」と診断された。だが、未婚の聡子さんは、いずれ結婚したいと考えていたため、乳房の切除はどうしても避けたくて手術を拒んだ。現在、早期乳ガンの場合、乳房を残す温存療法が普及しているが、当時はほとんど切除手術だったのだ。最初に手術を拒んだことが、のちのちまで聡子さんを苦しめることになるのだが、もちろん、そんなことは知る由もなかった。手術以外に治す方法はないかと考え、当時、父親がかかっていた大阪の整体師に診てもらったところ、「大丈夫、整体法で治りますよ」と言われ、以後、そこへ通うようになった。

ガンとはいえ、とくに痛みもなく、整体に通いながら、聡子さんは普通の日常生活を送っていた。異変が起きたのは四年後だった。ガンのある右胸がしだいに大きく腫れてきたのだ。以前の府大病院へ行くと、「悪性化している。今度こそ手術を」と言われたが、聡子さんはやはり「手術は嫌です」と拒否して帰ってきた。乳房を失うことへの抵抗感は女性でなければわからないだろうが、ガンが悪性化していてもなお手術を拒むのは、その先を思えばたいへんな勇気がいるは

ずだ。その点について聡子さんは、

「一度断ってますしね、いまさらという感じで、意地ですよ。こうなったら、西洋医学以外で自分の病気を治そうと思ったんです」

にこにこ笑いながら、そう回想する。すさまじい闘病生活を送ってきた人とは思えない明るさである。ガンという病は、病状もそれぞれ個性的なら、患者の闘病姿勢も実にさまざまだ。そのなかで、心のありようが大きく影響してくることは、先の中野弘恵さんの例でも分かるが、聡子さんの場合も、持ち前の明るさが強い武器になっている。そして、その明るさを根底で支えているのが姉妹愛なのである。

四人姉妹のうち次女は結婚しているが、聡子さんをふくめ、長女、四女の三人は未婚で、父親が残した家に同居している。長女は自宅でそろばん塾を経営、四女は大手企業に勤務しており、「近所では、三人でワンセットといわれてます」と、それぞれ笑いながら自認するほど仲がよい。母親が早くに亡くなり、この姉と妹が、十八年間におよぶ聡子さんの闘病を支えてきたのだ。

さて、二度目に手術を拒否してまもなくのことだった。その日、姉妹三人で外出の予定だったが、聡子さんが「体がしんどい」と言い出し、外出を取り止めた。そのまま聡子さんは横になったが、急に熱が出てきた。それまでも発熱することが時々あり、そのつど聡子さんは整体法のやり方で、自分で熱を下げていたが、今度はそれも効かず、四十度近くにまで上がった。そして、そのあとに起こったことを姉がこう語る。

「突然、妹の右胸が破裂したんです。医学的にどう呼ぶのかは知りませんが、あれは本当に破裂でしたね。乳房が裂けて血がバァーと噴き出し、肉片まで飛び出してきたんです。もうびっくりしてしまいましたよ」

聡子さん自身も「地獄絵を見た思い」と話す。そこまでガンが進行していたのだが、彼女はやはり一般病院に頼ろうとはせず、整体師にかかり、自宅療養を続けた。姉と妹が交代で、二時間おきに胸の傷口のガーゼを取り替えては看病した。そのかいあって、傷口もふさがり、〝破裂〟前には大きく腫れあがっていた胸も小さくなってきた。聡子さんも姉妹も、ひと安心したが、一年余りたった頃、父親が肺炎で他界した。母親はずっと前に糖尿病を患い亡くなっており、男手で四人の娘の面倒をみてきた父親の死が精神的なショックになったのか、聡子さんの右胸がまた大きく腫れあがってきたのだ。

今度は〝破裂〟こそしなかったが、胸の腫れは以前よりひどくなっていった。そんなとき、聡子さんは帯津医師に出会ったのである。九一年十一月のことで、発病してすでに六年が経過していた。

そのとき、帯津医師は関西の鍼灸学会に招かれ、講演するため来阪した。知り合いの整体師に「私の患者を一度、診てくれませんか」と頼まれ、「いいですよ」と快諾した。講演後、整体師が用意したホテルの部屋に、聡子さんが姉と妹とともに現れたが、三人ともひどく緊張していた。

事前に「東大出の偉い先生」と聞かされていたためだ。ところが、実際に会った笑顔の帯津医師は、聡子さんによれば「気さくな田舎のオッチャンいう感じで、いっぺんに緊張がとけました」。

一方、帯津医師のほうはそれどころではなかった。聡子さんは和服で現れたのだが、右腕を脇から十センチほど離したその格好に、何か鍋でもかかえているのかと錯覚した。つまり、胸から脇にかけて腫瘍が広がり、腕が普通に下がらなくなっていたのだ。おまけに、和服を着ていても臭気がただよっていた。腫瘍のまわりの膿が臭っていたのだ。診察した帯津医師は「おそらく、あちこちに転移しており、これは容易じゃない」と思った。何十年もガン患者をみてきている帯津医師でも、ここまで進行してしまった乳ガン患者は稀だった。この状態では一般の病院は受けつけないだろうが、本人も「西洋医学は受けたくない」と言う。帯津医師は「とにかく、一度うちの病院に来てみませんか」と勧めた。

一カ月余りたって、姉と妹に付き添われ、聡子さんは初めて帯津三敬病院を訪れ、入院した。すぐに精密検査が行なわれたが、帯津医師が予測したとおりだった。原発巣の乳ガンが肺や首のリンパ節にまで転移しており、すでに末期ガンといっていい状態であった。帯津三敬病院では、「末期」という言葉は使わないが、ガンの状態を患者に隠さず告げる。告げたうえで「いろんな治療法がありますから、あきらめないで頑張りましょう」と励ますのだ。告げられたとき、姉も妹も動転したが、肝心の聡子さんは「ああ、そうですか」と、意外に冷静で明るかった。その様子を見て、帯津医師は「これなら、この人はうまくいくかもしれない」と内心思った。

治療計画が練られたが、転移した肺も首のリンパ節もすでに手術できない状態だった。ただ、腕が普通に下がらないほど胸が腫れあがり、臭気もひどい状態を何とかしなくては日常生活もままならない。そのためには右乳房の切除手術が必要だったが、ガンを治すための手術にはならない。それまで手術を拒んできた聡子さんも、帯津医師にそう言われ、初めて納得した。

この頃、帯津医師は手術の第一線からは退いており、別の医師が執刀することになったが、聡子さんたち三姉妹に「先生も手術に立ち会ってください」と懇願され、手術室に入った。患者や患者の家族との強い信頼関係がすでにできていたのだ。手術は成功し、くぼんだ胸の部分に腹からとった皮膚が移植され、傷口もきれいに縫い合わされたが、このあと、いかにも聡子さんらしいエピソードがある。同室の患者たちに、聡子さんが傷口を見せると、みんな、「本当にきれい、きれい」と口々に言った。すると聡子さん、「傷ばかり見ないで、私の顔を見て、そう言うて」。患者たちは爆笑したが、こういう聡子さんの明るさが、末期ガンという絶望的な状況を切り抜ける要因のひとつにもなったのだろう。

この最初の入院中、聡子さんは太極拳と漢方薬による治療を始めた。二カ月後、退院して大阪に戻ったあとも、太極拳と漢方薬、さらにビタミンC療法を続けた。また、入院中に幕内管理栄養士に食事指導を受け、退院後の食事は胚芽米に、調味料もすべて自然のものに変えた。こういう毎日の食事療法には家族の協力が不可欠で、それがないと、患者はかえってストレスを受けることになる。その点、聡子さんの姉妹が全面的に協力したことはいうまでもない。また、聡子さんは整体法も継続して行なっていた。

こうした治療法を毎日続けながら、一ヵ月に一度、定期検診のため帯津三敬病院へ通った。まず自宅から新大阪駅まで行き、新幹線で東京へ、そこから新宿に出て、さらに埼京・川越線に乗り換えて病院にたどり着く。末期ガン患者には耐えがたい強行軍のように思えるが、それが運動治療にもなったのか、聡子さんはめきめき元気になってきた。治療のかたわら、姉のそろばん塾を手伝い始めた。日増しに回復の様子を見せる聡子さんに、姉も妹も「このまま行けば、ガンが治るかもしれない」と希望をいだいた。だが、聡子さんの闘病は、まだまだ序の口だったのである。


最初の手術から一年余りたった九三年初め、定期検診で皮膚への転移が発見された。当時、帯津三敬病院の乳腺外来へは、帯津医師の後輩である東大病院の専門医が出向してきていた。その専門医は聡子さんに皮膚の切除手術と抗ガン剤治療を勧めた。西洋医学の立場からは当然のことだったが、それまでの代替療法による治療に手応えを感じていた聡子さんは尋ねた。

「私、漢方薬や太極拳のおかげでこんなにピンピンしてるのに、どうして手術や抗ガン剤をやるんですか?」

「元気なうちにやったほうがいいんです。漢方薬とかは歩兵ですよ。もし、ミサイルで攻められたらどうします? ミサイルにはミサイルで対抗しなくちゃいけないんです。抗ガン剤といっても、ワン・ショット入れるだけですから、副作用もほとんどありません。絶対にやったほうがいいですよ」

専門医の言葉に、聡子さんは迷った。前出の真野明子さんと同じケースである。代替療法を信じて治療に取り組んできた患者でも、医師から西洋医学の治療法を強く勧められると迷ってしまう。そこで、帯津院長に判断を求める。こういうとき、帯津医師は西洋医学的処置がより有効と判断すれば、患者にそう説明する。ときには説得もするが、決して無理強いはせず、最後は患者自身の選択にまかせる。医師が勝手に治療方針を決め、患者はそれに従うだけという従来の治療姿勢では、ガンは克服できないという考えからだ。自らガンを治すという意思のもとに患者が治療法を選び、医療者はベストを尽くしてそれをサポートする。

「あなたの場合、まだ一度も抗ガン剤を使ってないから、かなり効果があるかもしれない。だけど、どうしても嫌なら、他の治療法を考えてみますから、自分で決めてください」

帯津医師のこの言葉で、聡子さんは手術と抗ガン剤治療を受けることに決心した。

転移した部分の皮膚の切除手術と、胸骨のうしろ側の動脈に沿って抗ガン剤が注入された。わずか二〇〇ccの抗ガン剤一回だけだったが、術後に激しく嘔吐し、頭髪も半分抜け落ちた。

「私にはやはり、西洋医学の治療は合わない」と考えた聡子さんは、以後、抗ガン剤治療はいっさい受けなかった。

この手術入院中に郭林新気功を習得、退院して大阪へ戻ってから、聡子さんは毎朝五時半に起床、自宅近くの神社へ行ってお参りし、そこで郭林新気功と太極拳を行なうようになった。雨が降っても風が吹いても欠かさなかった。それまでの漢方薬と食事療法、健康食品、整体法も同じように続けた。手術と抗ガン剤をふくめて、これらが相乗的に効果をあげたのだろう、以前よりもさらに回復してきた。もちろん、まだガンが治ったわけではない。レントゲンを撮るとガンの影が写るが、ずっと同じ大きさのまま、腫瘍マーカーも正常値ではないが、一定の数値のままという状態だった。仕事もバリバリやれるし、ガンをかかえたまま普通の生活を送っていた。

九九年からは、それまで一カ月に一度、帯津三敬病院へ検診に通っていたのが、二カ月に一度になった。このままガンとの共生が続くかに見えたが、二〇〇〇年暮れに風邪をひいて体調を崩し、検診に行ってそのまま二週間の入院。これがきっかけで、聡子さんの病状はまた悪化してきた。食欲が落ち、すぐに疲れるようになった。右肺の機能低下のためだった。一回だけの抗ガン剤注入の手術後、胸水がたまり右肺の三分の一は機能しなくなっていたが、それがさらに広がってきたのだ。

やがて毎日、微熱が続くようになり、右肺の全部が機能しなくなった。こうして〇二年初め、五度目の入院をした。病院での治療は聡子さんの意思で抗ガン剤は使わず、気功、太極拳、漢方薬、病院食、アラビノキシランという健康食品。また、このときからホメオパシーも始めた。さらに、整体法も続けたいと思った聡子さんは、帯津医師の許可を得て、東京の診療所に通った。レントゲン撮影をすると、右肺は真っ白でまったく働いていない状態である。帯津医師は「あまり無理しないほうがいいですよ」と声をかけるのだが、聡子さんは「まだ片肺あるから大丈夫」と笑顔で返しながら、せっせと病院内外での治療に取り組んだ。

二カ月の入院を終え、退院。さらにその二カ月後の定期検診でレントゲンを撮った。すると、真っ白だった右肺が半分ほど明るくなっていた。肺の影が写っていたのだ。つまり、機能を停止していた肺が再び働き始めたわけである。数多くの常識を超える回復例を見てきた帯津医師も、「こんなのは滅多にない」と驚くほどであった。くよくよ落ち込んだりせず、前向きに治療に取り組んできた結果だろう。だが、聡子さんにとって最大の試練は、まだこの先に待ち構えていたのである。

五度目の入院からちょうど一年後の〇三年一月、聡子さんは定期検診を受けたが、とくに問題になるような兆候はなかった。この頃には三カ月に一度の検診になっていたため、「じゃ、つぎは四月に」と笑顔で言い、大阪へ帰った。ところが翌月末、いままではなかった症状が現れてきた。目がかゆくなり、湿疹が出て、やがて顔が腫れてむくんできたのだ。症状はおさまらず、三月初め、帯津三敬病院へ電話すると、「すぐにこちらへ来てください」。聡子さんは大阪を発った。

電話の内容を聞いた帯津医師の脳裡に「上大静脈症候群」という言葉が浮かび、「これは厄介なことになるかもしれない」と思った。診察の結果は予想した通りだった。上大静脈症候群というのは、ガンの転移のために頸部や縦隔（左右の胸腔の間の部分）のリンパ節が腫れ、頭部からの血液を心臓に返す上大静脈を圧迫することによって起こる。顔と首がぱんぱんに腫れあがるが、最も危険なのは呼吸困難を起こすことで、そうなると死の危険性が高い。

もっとも、六度目の入院をした聡子さん自身は、すこぶる元気だった。入院のつど、大阪から見舞いに訪れる姉も妹も小太りの丸顔だが、聡子さんは痩せた細面。それを山田婦長に「あなたたち、本当に姉妹？」とからかわれたりしていたが、「婦長さん、これで私たち、本当の姉妹に見えるでしょう？」と、腫れあがって丸顔になった自分の顔を指差し、そんな冗談を口にするほどだった。

一方、帯津医師は呼吸困難という最悪の状態に陥らないよう、細心の注意をはらった。他の二人の医師とも連携して、漢方薬とホルモン剤、さらにホメオパシーによる治療を行なった。これらの治療によって、一週間ほどでむくみがとれてきた。最悪の事態にならずにすみ、医師たちは安堵し、聡子さんも三月の彼岸には退院することに決めた。十七日になって三十九度の熱が出たが、二日後にはその熱もひき、聡子さんは闘病仲間の病室を訪ねるなど、院内を歩きまわっていた。

一方、大阪の姉は、毎日のように電話で様子を尋ねてきており、この日も電話して、看護婦から「熱も下がって、歩きまわってますよ」と聞き、ひと安心した。病状が一変したのはその夜だった。トイレへ立った聡子さんは突然、激しい発汗にみまわれ、呼吸が苦しくなった。壁伝いに這うようにして病室へ戻り、ナース・コールのボタンを押した。駆けつけてきた看護婦は、聡子さんの顔を見るなり、「リカバリー室へ行きましょう！」。また、顔と首がぱんぱんに腫れあがり、おまけに高熱を発し、最も懸念された呼吸困難に陥っていた。手術のあとの回復室であるリカバリー室で酸素吸入器をつけた。当直医はモルヒネを打ち、看護婦に「すぐ家族に連絡して」と指示した。

電話を受けた聡子さんの妹が語る。

「昼間、姉が電話したとき、歩きまわってるというので、『安心だね』と言って、二人でテレビを見てたんです。そこに電話で、いきなり『危篤』。もう夜中でしたので、おろおろしながら『明朝一番の新幹線に乗ります』と返事したんですが、電話を切ってから、姉と二人で泣いてしまいました」

翌日、大阪から駆けつけた二人が見たのは、顔も首も大きくふくれあがり、唇は真っ黒、まるで別人のような聡子さんだった。意識ももうろうとしていた聡子さんは、二人が来たことを知らされ、「私、危篤や」と弱々しい声でつぶやいた。姉と妹が交互に叫んだ。

「聡ちゃん、なに言うてるの！　うちらの約束、忘れたんか！」

「お母さんが死んだ歳までは、絶対に生きるのが、うちらの約束やないの！」

姉妹の母親は五十九歳で亡くなったが、その年齢前に死ぬと親不孝になる。だから、その歳までは絶対に生きる、それを三人の「掟」としていたのだ。初めは冗談のようにいい合っていたのだが、聡子さんがガンになってからは現実味を帯びた「掟」になっていた。姉と妹の声を聞いた聡子さんは、ベッドでかすかに頭を動かし、うなずいた。病院の個室はすべてふさがっていたが、山田婦長のはからいで、人間ドック用の部屋にベッドを運び、姉妹が聡子さんに付き添って泊まり込んだ。

聡子さんの病状を帯津医師はこう見ていた。「十年以上も一緒にガンと闘ってきた、いわば古い戦友ですが、内心、今度ばかりはもうダメかと思ってました。だけど、なんとかしてあげたいとこっちも必死でしたね」

いったんは回復した同じ治療法、漢方薬、ホルモン剤、ホメオパシーを続けるしかなかった。呼吸困難、高熱、意識低下に加え、口の中にひどい炎症が起こり、二日間は何も食べられなかった。この二日間が最も危険な病状で死線をさまよったが、三日目にようやく重湯を食べられるようになり、ひとまず危篤状態は脱した。しかし、顔と首のむくみは消えず、呼吸困難のため酸素吸入も続けるという予断を許さない状態だった。

帯津医師はホメオパシーのレメディ選びに腐心した。以前、同じように上大静脈症候群に陥った患者にあるレメディを使ったところ、劇的に症状が改善した経験があった。それで、聡子さんにも同じレメディを投与していたのだが、以前のような効果はあがらなかった。レメディ選びは患者の症状はもちろん、気質や嗜好などまで検討しながら行なう厄介な作業である。帯津医師は以前の患者と聡子さんの症状をもう一度検討し直し、別のレメディを選んだ。そして、それを使ってみると、ほんのわずかだが、聡子さんの顔の腫れがひいてきたのだ。「これはいけるかもしれない」と、帯津医師は一縷の望みをいだいた。

聡子さんの病状にほんの少しの改善が見られたのと時を同じくして、帯津医師は中国・上海から電話を受けた。長年にわたって敬愛してきたある医師の突然の訃報だった。その葬儀に参列するため、急遽日本を発つことになった帯津医師は「これを毎日、飲むように」と、新しいレメディを聡子さんに渡して上海へ向かった。

三日後、帰国した帯津医師は成田空港から病院へ直行、すぐに聡子さんの病室を訪れた。この折りのことを、帯津医師自身が記しているので、その部分を引用する。

「三日ぶりの彼女は見違えるように良くなっていました。酸素吸入こそまだつづけていましたが、顔の腫れはほとんど消え、いつもの笑顔がもどっていました。さすがはNさんと、うれしさがこみあげてきました。

ホメオパシーは効くなぁ、という私の心を見透したかのように、にこにこしながら、

『ホメオパシーが効いたと先生は思っているのでしょう』

『もちろんですよ。会心の作ですよ』

『でも、T先生は漢方薬が効いたと思っていますし、H先生はホルモン剤が効いたと思っていますよ』

『ワッハッハッ、ハッハッハァ！』
『でも、私自身は自分で一所懸命に首をマッサージしたのがよかったのではないかと思っているのですよ』
『うん。どれもが少しずつ貢献して、結果として大きな効果を産んだのでしょうね。どれか一つの方法だけではこうはいかなかったでしょうね。でも、いちばんの功労者はあなたの自然治癒力ですよ』」（『文藝春秋』平成十五年七月臨時増刊号）

わずか十日ほど前までは危篤状態で、死線をさまよっていた人が、ここまで回復したのである。この会話のやりとりは実にユニークというべきで、聡子さんの闘病姿勢と、帯津医師の医療者としての姿勢が象徴され、両者を結ぶ朗らかな信頼関係がにじみ出ている。先の小林幸子さんもそうだったが、西洋医学側の医師が聡子さんのケースを見れば、おそらく漢方薬もホメオパシーも無視し、「ホルモン剤が効いたんだ」と主張するだろう。帯津医師はどれが効いたとは断定せず、それぞれが少しずつ貢献し、さらに「いちばんの功労者はあなたの自然治癒力」と言う。

ここにこそ、帯津医師のよって立つ医療哲学がある。さらに、その自然治癒力を高めたのは各治療法だけでなく、患者と医療者との信頼関係、家族との強い絆も大きな役割を果たしたことは言うまでもない。

このあと、聡子さんはどんどん回復が進み、入院二ヵ月後の五月初め、迎えにきた姉と妹とともに退院、「ついでに三人で新宿で遊んでから」大阪の自宅へ帰った。

発病から十八年、聡子さんのガンが治ったわけではない。漢方薬、ホメオパシー、ホルモン剤、気功、整体法を続けながら、毎月、近くのクリニックで腫瘍マーカーの数値をチェックしている。まだ正常値にまでは下がっていないが、といって、跳ね上がることもなく、「高値安定です」と張りのある声でにこやかに言う。姉の仕事を手伝いながら三カ月に一度、定期検診のため帯津三敬病院を訪れる。「帯津先生に会えると思うと、長旅も疲れません」と言う聡子さんに、医師帯津良一についての感想を最後に尋ねてみた。

「私が危篤状態のときはもちろんですが、良くなってきてからも、夜討ち朝駆けで病室へ来てくれましたね。別に治療はしないんですけど、先生が顔を見せてくれるだけで、こっちはホッとするんです。うまく言えませんけど、どこにもいないお医者さん、ですね」

第六章　町の臨床家として

無口でやさしい優等生

ここまで、帯津三敬病院でのガン治療や、さまざまな患者のケースをたどってきた。そこから浮かび上がってくるのは、帯津良一という医師のきわめて独自なありようだ。氏の実践する漢方薬や気功によるガン代替治療が、医学界で充分に認知されていないことは、各患者が以前かかっていた医師たちの反応からもわかる。だが、帯津医師はそんなことにはまったく頓着せず、自らの医療に信念をいだいている。患者たちと深い信頼関係を築き、献身的な治療にあたる一方で、死や死後の世界まで語る。

そんな帯津医師はどういう道を歩くことで形成されていったのか。この章と次章では、帯津医師のこれまでの歩みをたどってみたい。

川越市は埼玉県の中でも古い市だが、昭和十一（一九三六）年、その川越市で帯津良一氏は生まれた。三人兄弟の長男である。両親は市内中心部で雑貨店と玩具店を営んでいた。家業をもっぱら切り盛りしていたのは母親のほうで、寡黙で読書好きな父親は、人にお世辞を言ったりするのが苦手、商人には向いてないタイプだった。少年時代の帯津氏はこの父親似で、やはり人に挨拶したり、お世辞を言うのが苦手だったという。

もの心ついた頃は戦争真っ盛りの時代、国民小学校の生徒だった帯津少年も、他の少年たちと同じように「将来は軍人」と思い定めていた。魚取りが好きで、始終、郊外の川へ行った。空襲警報が鳴っても熱中し、機銃掃射が始まると、バケツを放り出して田んぼの中を走って逃げた。その田んぼが、現在の帯津三敬病院のあたりなのだが、むろん、当時の帯津少年にそんな未来図など描けるはずもなかった。

現在、帯津三敬病院の事務総長を務める岡本敬行氏は、小学校、中学校時代に帯津医師の同級生だった。その岡本氏は、少年時代の帯津医師をこう回想する。

「小柄で、クラスではいつも一番前の席でしたね。成績はすごく優秀でしたが、大人しくて目立たない生徒でしたよ」

終戦は小学四年生のとき、軍人を夢見ていた世の少年たちは一斉に方向転換した。帯津少年はといえば、「将来は医者になりたい」と思うようになった。医師を志した動機は何だったのだろうか。

「父親が口下手で商売に苦労しているのをそばで見て育ち、自分も同じですから、商人には向いてないなと子供心に感じてましたね。それで、人と話さないですむ医者がいいなと思うようになったんですよ」

当時、往診してくれるかかりつけの町医者がいたが、この医者が家へ来てもひと言も喋らない。消毒液の匂いをさせながら黒鞄を下げてやって来たかと思うと、黙って熱をはかり、黙って聴診器をあて診察し、「ウン」とうなずき、そのまま帰る。それで、あとで母親が薬をもらいに行く。そんな医師の姿を見て「医者っていいなぁ」と思うようになったという。

あまり上等な動機とは言えないが、それだけ自分の口下手を意識する少年だったのだろう。もっとも、岡本氏にはのちの医師帯津良一につながる記憶がいまも残っている。

「何年生のときだったかは覚えてないんですが、夏休みの宿題の発表会があったんですよ。そこで彼が発表したのが、『水戸黄門』という紙芝居。人間がものを食べると、それが体の中を巡っていきますね。その様子を、黄門の道中になぞらえて人体図の絵でたどり、最後は黄金色になって肛門から出ていくところまで描いてました。その発表のときも感心しましたが、のちに、彼が医者になったのを知ったとき、小学校時代のこの紙芝居が甦って、なるほどと思いましたね」

シャレっ気のある優等生が描いた紙芝居にすぎないともいえるが、後年の帯津医師をたどっていくと、このエピソードは案外見過ごせないものになる。外科医として毎日、手術で人間の体を開いていた帯津医師は、あるとき、臓器と臓器のあいだに「隙間」があることに、ふと気づいた。そこから、独自の「場」の理論が生まれ、さらに「いのち」の考察へと展開していった。医師としてのターニング・ポイントの一つが、その「隙間」の発見だったのだ。普通の外科医なら何の関心も持たない人体の「隙間」に目を向けた、その原点のようなものが、小学生時代の人体図の紙芝居にあったのかもしれない。

話が先に飛びすぎた。口下手の優等生だった帯津少年の成績は、中学に進んでから際立つようになり、常に学年トップ。当時、埼玉県や千葉県の優秀な中学生の中には、越境して東京の名門高校へ進む例が見られた。東京への憧れもあって、彼もこの越境入学の道を選んだ。進学先は、いわゆる旧ナンバースクールのひとつである都立小石川高校。都内の親戚の家に住所だけを移し、川越の実家から通学した。片道一時間半かかるため、冬など、まだ真っ暗な時刻に家を出た。

当時の小石川高校は一学年で約四百人、その半分が東京大学を受験するという、超名門進学校だった。この高校時代の帯津氏を、同級生の小野章一氏がこう話す。ちなみに、この小野氏は、のちに帯津医師が丹田呼吸法に出会うきっかけをつくった人物である。

「紅顔の美少年で、人と争ったり絶対にしないし、何か頼まれても嫌といわないから、みんなに信頼されてましたよ。よく本を読んでいて、成績もトップクラス、医学部へ進みたいといってましたね」

幼なじみの岡本氏も「子供の頃から長くつきあってきて、帯津が人の悪口をいうのを一度も聞いたことがない。まわりに同調するのを見たこともない。それはもう悔しいくらい、みごとですよ」と明言する。また、この先の大学時代の友人たちも、一様に帯津氏の人柄の良さや、人間的なやさしさを指摘する。これまで見たように、患者のほとんどが初対面から帯津医師に信頼感をいだく。その素地となるものは少年時代にすでにあったようだ。

昭和二十九（一九五四）年春、帯津氏は東京大学理科II類を受験、現役合格を果たした。医師への道の第一歩である。

医師への道をめざしたものの、順風満帆とはいかず、まず最初につまずくことになった。当時、東京大学の理科はⅠ類（工学、物理学）とⅡ類（医学、生物学、農学）に分かれ、現在のⅢ類（医学）はなかった。医学部への進学希望者は二年間の教養課程ののち、改めて医学部に入るための試験を受けるのだが、これが非常に難しく、六、七倍の競争率で現役合格率は半分ほどだった。

帯津青年は現役のとき、この試験に落ちた。さぞガックリと思いきや、「家が病院でもないし、どうしても医者にならなきゃいけないわけでもない」。この頃はまだ医学への志が大して強くなかったのだ。本好きで文学書もよく読んでいた帯津青年は、方向転換を考え、文学部の心理学科へ申し込みに行ったが、すでに満員。しかたなく、教育学部の心理学科へ入った。就職案内には、有名出版社がずらりと並び、「こういう道もいいか」と思った。だが、講義に出席し始めたものの、子供を対象にする教育心理学が三カ月で嫌になり、「やっぱり医者になろう」と思い直した。いったん教育学部を退学、翌年、医学部を再受験し合格した。

晴れて医学生になった帯津青年が熱中したのが、実は空手である。もともと体が小さかった帯津青年は、人と争わない性格ではあっても、強くなりたいという願望が子供の頃からあった。中学時代に柔道部に入ったが、体の大きな相手にはかなわない。そこで、大学では空手をやろうと思っていた。このへん、医学とは関係ない余談のように思われるかもしれないが、大いに関係が

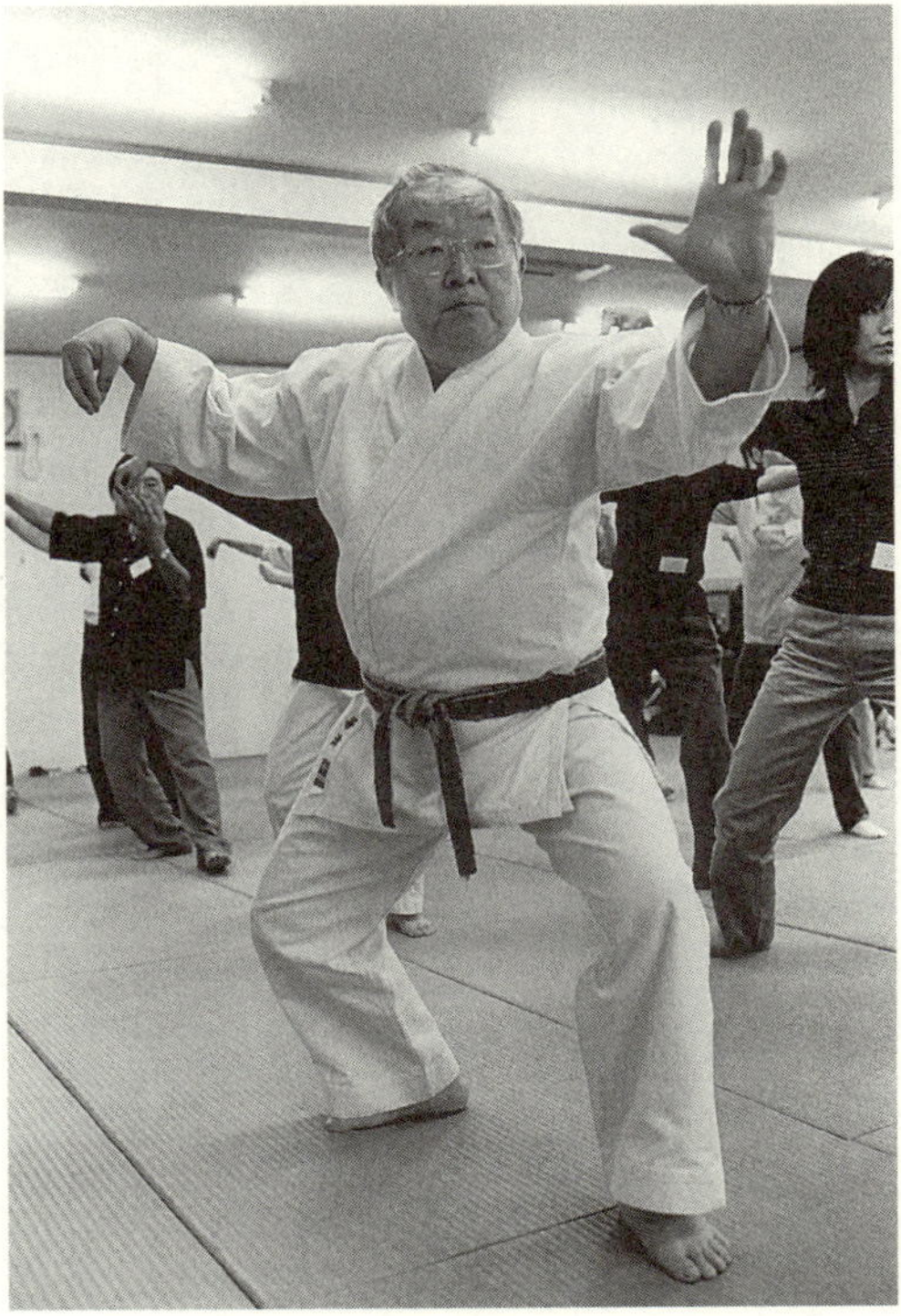

学生時代から鍛えているだけあって、稽古着姿が板についている。空手や柔術の下地があって呼吸法にひかれるようになった。

あるのだ。のちに帯津医師は、八光流柔術や調和道呼吸法を経て、中国の気功に出会い、それらを医療に取り入れるようになるが、その原点が大学時代の空手だったのである。

その空手は、こんなふうに始まった。医学部新入生歓迎会に参加した帯津青年の隣に、バンカラ風の新入生が座った。高下駄をはいて会場にやってきたこの青年は登政和氏、教養課程時代に空手部で鳴らし、熱中しすぎて二年浪人して医学部に入った猛者だった。この登青年が「おい、キミ。空手をやらんか」と声をかけた。むろん、帯津青年は一も二もない。教養課程時代からの友人・細田泰之氏らを誘い、全学の空手部とは別に、医学部だけの「鉄門空手クラブ」をつくった。

こうして医学の勉強のかたわら、空手に熱中、医科大学対抗戦に出場したり、各地で合宿練習を行なった。学生時代に帯津青年は初段を取得、三段の師匠格・登氏によると「動きが敏捷で、覚えも早かった」という。部員仲間は七、八人で、練習だけでなく、大学近くの屋台で焼酎を飲みながら語り合い、屋台の引っ越しを手伝ったりした。そんな日々のうちに互いに友情を育んでいった。

話が先回りするが、空手仲間たちも卒業後は医師としてそれぞれの道を歩いた。登政和氏も細田泰之氏も外科医になったが、他の卒業生たちと同じように、二人とも西洋医学一辺倒の医師として歩んだ。現在の帯津医師とは立場を異にするが、それを超えて帯津医師の医療姿勢に理解を示すのは、学生時代の日々があったからであろう。

千葉県旭市の旭中央病院外科部長を最後に第一線を退き、現在は同院の顧問を務めている登医師は、全国の大学病院やがんセンターから見放された患者を、積極的に受け入れる帯津医師を「まさに彼そのもの」と語る。

「われわれが学んだ西洋医学を外れて、しかも保険点数もきかない医療を、患者のために一生懸命にやる。そういうことは、帯津君にしかできませんね。東大出身の医者では彼だけでしょう。学生時代には、いまのようなところまで進んでいくとは予想できませんでしたが、実に誠実で、みんなに頼られていた帯津君らしいですよ」

心臓バイパス手術の権威として知られる細田医師は、順天堂大学医学部教授を長く務め、現在名誉教授。きわめてアカデミックな道を歩いてきた細田医師はこう語る。

「患者に対する医療者としての志、それが帯津君の一番えらいところですね。ガン専門医は、日常的に患者の死と向き合わざるを得ない。西洋医学に限界を感じても、普通はそこで止まってしまいます。帯津君はそこから先へひとりで突き進んで行った。その根本にあるのは、彼のやさしさであり、志ですよ。学生時代には、そんなことを口にしませんでしたが、彼のうちに秘められていて、それが実際の治療の場の中でしだいに発展し、形になって現れてきたのだと思います」

帯津医師自身は「ごく平凡な医学生でしたよ」と言うが、旧友たちの言葉から、なんとなし一人の医学生の姿が浮かび上がってくる。相変わらず口下手だが、誠実でやさしく、だれからも頼られる。そのやさしさが、やがて医師としての「志」に高まっていくことになる医学生。だが、そうなるには、まだまだ時間を要したのである。

東大病院初の公選医局長

帯津青年は、教養課程の頃からの友人である細田青年とことに気が合い、医学部時代の病院実習も、二人で四国の病院へ出かけたりした。学部卒業を前に、医師として将来のコースを選ぶときも、二人は相談して外科に決め、昭和三十七（一九六二）年、ともに東大病院第三外科医局に入った。各科ごとにある医局の末端の〝新ちゃん〟となった二人は、先輩たちに言いつけられる雑用をこなしながら、外科医としてのスタートをきった。

東大病院にかぎらないが、日本の大学病院は典型的なピラミッド型で、医局は教授を頂点に助教授、講師、助手、さらに大学院生・研修医で構成される。そのシステムの中で、各医師は自校の病院や関連病院で研鑽をつみながら、ピラミッドの上をめざしていく。その象徴的風景が、教授を先頭に白衣の集団が病院の廊下を練り歩く教授回診、映画やドラマによく出てくる場面である。最後尾につく新人医師たちにとっては晴れの舞台だが、二人の〝新ちゃん〟は、少し変わっていた。

「いわゆる『ご回診』のとき、ガリ勉の点取り虫たちは、前日からチャートを必死で覚えて、教授の質問に答えられるよう準備するんですよ。僕も帯津君も、そんなことには無関心でしたね。ああいう『ご回診』なんて、医療の本質からいえばなんか違う、そんな感覚が僕らにはありましたよ」。

細田医師はそう回想する。帯津医師も「あの大名行列には反発を感じました。医者が患者さんを見下ろす権威主義の象徴に見えましたね」と言う。そんな権威主義への反発から、帯津青年は自分の将来像を別のところに描くようになった。

「大学に残って上をめざす研究医ではなく、自分は町の臨床家になろう」

町の臨床医として、患者一人ひとりに向き合う。現在の帯津医師の原点であり、白衣を着ないという考えもここに発しているが、それが実現するには、この先二十年を要した。

第三外科に一年いたあと、静岡県共立蒲原総合病院に赴任、外科医としての現場を踏み、二年後、再び第三外科へ戻った。ここで教授から研究テーマを与えられた。「食道ガン」と「タンパク代謝」のどちらかを選べと言われ、すでに現場の経験でガン治療に関心をいだくようになっていた帯津医師は、躊躇なく食道ガンを専門テーマに選んだ。

一方、細田医師は心臓を専門に選んだが、日本の医療風土や心臓外科のありかたに疑問をいだき、アメリカに渡った。六年間、アメリカで心臓バイパス手術を学び、いったん帰国したが、再渡米。この折り、「頭脳流失」と新聞で報じられるなど、すでに心臓外科分野で名をなしていた。アメリカ・ミシガン州で開業し、十年後に帰国、虎ノ門病院を経て順天堂大学に招かれ、十七年間にわたって医学部教授を務めた。医師生活の後半はアカデミズムの道を歩いた細田医師だが、帯津医師との交流はいまにいたるまで続いている。

さて、細田医師がアメリカで修業していた頃、帯津医師は相変わらず第三外科で、将来の町の臨床家をめざし腕をみがいていたが、この時期に将来につながるある出会いをした。第三外科は本郷の東大病院本院ではなく、音羽の分院に属していたが、その分院の裏手に「八光流柔術」という看板のかかった道場があった。通勤時にいつもバスでその前を通っていた帯津医師は、ある日、道場を訪ねた。ものは試しと、師範に稽古をつけてもらった。師範に「突くなり蹴るなり、どうぞ」と言われ、学生時代に鍛えた空手の前蹴りを入れた、と思った瞬間、体のどこかのツボをつかれて激痛が走り、ギャアーと叫びながら投げ飛ばされていた。激痛で畳の上にへたり込みながら、いま起きたことが理解できず、今度は笑い出してしまった。他の練習生も、投げ飛ばされまったく同じ反応をしていた。

八光流柔術は武術であると同時に、医療体術の一種なのだ。体の経絡や経穴が攻撃点であり、指圧と同じ治療点でもある。ツボをつかれて激痛が走るが、それが治療になるわけだ。これは面白いと、帯津医師はすぐに入門した。日本における西洋医学の最高峰である東大病院で、こんなものに関心を持つ医師は他にはだれもいなかった。東洋医学に関心を示すだけで白眼視されかねない環境にいながら、なぜ、自分から飛び込んでいったのか。

「東大が象徴する権威主義への反発があったことはたしかですが、学生時代に空手に夢中になった、その延長というのが本音だったと思いますね。ただ、そのときは、これが結果的に中国医学に目が向き、現在のガン治療に結びつくきっかけになるなんて、まったく思ってもいませんでしたよ」

帯津医師は八光流柔術に夢中になった。習い覚えた技を母親相手に試すと、一発で母親の肋骨が折れた。それでも懲りるどころか、今度はボクシング用のサンドバッグを買ってきて、自宅居間の天井の梁に吊るした。サンドバッグめがけて体当たりし、瞬時にツボを攻撃する。この練習をあきることなく、来る日も来る日も繰り返した。ついに屋根の瓦が壊れ、雨漏り。さすがにこの練習はやめたが、道場へは熱心に通い続けた。

そんな毛色の変わった東大病院の医師に、やがて時代の大きな波がおおいかぶさってくることになった。東大紛争である。

一九六〇年代後半は、世界規模で広がった若者の反乱の季節だった。アメリカでのベトナム反戦運動、パリの五月革命、そして日本での全共闘による各大学での紛争。その大学紛争のシンボルともなった東大紛争は、医学部のストに端を発した。

それまで医師志望者は医学部を卒業すると、国家試験を受けるまでの一年間、無給のインターンを義務づけられていたが、これを批判する声が高くなった。そこでインターン制を廃止し、登録医制度が導入されることになったが、これに反対した東大医学部が六八年一月、無期限ストに突入したのだ。医学部のストは他の学部にも飛び火し、学生たちによる安田講堂占拠で卒業式が中止された。十月には、開校以来初の十学部無期限ストという異常事態を招き、翌六九年一月、機動隊と学生との攻防戦のすえの安田講堂陥落まで、激動と混乱が続いた。

この間、医局も大きく揺れた。それまで医局長のポストは、教授への登竜門として若い医師たちの憧れの的だった。関連病院への医師の派遣など、さまざまな権限も持つポストで、当然、教授お気に入りの上昇志向の強い若手が指名されていた。この医局長選びが不透明という声があがり、医局員による選挙で決めることになった。つまり、東大病院初の公選医局長である。第三外科でこれに選ばれたのが帯津医師だった。人と争ったり、政治的な駆け引きなどからは最も縁遠いのが帯津氏だが、その誠実な人柄が信望を集めたのだろう。

帯津新医局長の初の大仕事は、「学位反対運動」だった。医学部・医局の封建制度の象徴は学位（医学博士号）にある、封建制度を壊すには学位を廃止すべし、そのためにまず若い医局員たちが学位を取得しないようにしようという運動だ。大学病院の権威主義に反発を感じていた帯津医師は、この趣旨に賛成し、演説をぶったりした。医局の先鋭的な有志が他の医局に働きかけたりもしたが、しかし、この運動はあえなく立ち消えになった。

「なにしろ、学位を取るために医局に来ている人も多く、足並みがそろわないんですよ。反対運動で頑張ってる人たちも、つぎつぎに担当教授の一本釣りにあってしまう。肝心の私自身がそうだったんですよ」

三十数年前を回想し、帯津医師は苦笑する。教授は帯津医師をこう口説いた。

「あんたね、そんなこといわないで、学位を取ってくれよ。オレ、もうすぐ定年で辞めるけど、オレのときの弟子で学位を取ってないのがいると、ほかの教授の手前、体裁が悪いんだよ。頼むから、学位取ってくれよ」

こうなるともう封建制度とか権威主義とかいうより、単に徒弟制である。恩師にここまでいわれ、帯津氏はそれを断れるような人でもない。最後は「わかりました」と頭を下げた。「学位制度なんかいらないと、いまも思ってるんです」と帯津医師は言う。もし学位反対運動が成功していれば、日本の医学界も大きく様変わりしただろうが、これはこれで帯津医師らしい結末ではあった。

「それで、学位論文を書くために猛勉強したんですよ。英語の資料など山のようにあるんですが、当時はコピー機なんかありませんから、全部読み込み、書き写すんです。これがよかったんですね。いまでも私、英語を話すのはダメだけど、読むほうはなんとかなるのは、あのときの勉強のおかげです」

人工食道をテーマにしたその論文がパス、三十四歳のとき、医学博士号を取得した。ちなみに、その論文の結論は「人工食道は難しい」というものだった。これが決定打となり、その後、だれも人工食道の研究をしなくなったというから、研究者としても帯津医師は優秀な素質を持っていたわけである。

ガン手術の名手に

医局長に選ばれても、帯津医師の「町の臨床家になろう」という意志が変わることはなかった。その絶好の機会が与えられたのは、昭和五〇(一九七五)年四月の東京都立駒込病院の新築オープンだった。これは当時の美濃部亮吉都知事の、学閥のない開かれた病院をという考えのもと、各大学から偏りなく医師が集められ設立された病院である。ベッド数九一二、近代的な設備を持ち、東京都のがんセンター的位置づけの駒込病院へ、帯津医師は外科医長として赴任した。

ここで、当時のガン治療の潮流について触れておきたい。いうまでもないが、ガン克服は二十世紀の世界医学界の最大テーマのひとつであり、ガン発病の原因やメカニズムの解明研究と同時に、治療機器・技術や抗ガン剤の開発が相次いで行なわれた。しかし、それをあざ笑うようにガン患者とガンによる死者は増え続けた。死にいたる病として、ガンは世界中の人々に恐れられたが、「ガンは征服できる」と高らかに宣言した国があった。科学大国アメリカである。

一九六九年に世界で初めて月面着陸を成功させたアメリカは、二年後の七一年、当時のニクソン大統領が「ガン征服戦争」を打ち出した。アメリカ医学界のみならず、科学界の総力をあげ、建国二〇〇年にあたる七六年までに、全米レベルでガン征服を達成すべきとし、ガン治療研究に莫大な経費をつぎこむこととなった。「核開発や月面着陸で見せた実力を結集しよう」という大統領の呼びかけに、アメリカの医学界も奮い立った。

アメリカの活気は日本にも伝わった。帯津医師が都立駒込病院に赴任したのは、まさにそんな活気のさなかであった。高度先進医療をかかげる新しい病院で、気鋭の外科医・帯津医師は意気軒昂、専門の食道ガン手術の名手をめざした。他の外科医と同様、ガン治療とは患部の腫瘍を切除することと信じて疑わなかった。患者を機械工学的に見る医師の一人だったのだ。

「当時、駒込病院の心療内科に河野友信先生がおられたんです。精神腫瘍学、つまり心の持ち方でガンになったり、反対に治ったりするということを研究する学問の大家でした。だけど、当時の私は河野先生の研究にはまったく関心がなく、ガンを治すのは外科であって、心でガンを治すなんてバカなことをいうんじゃないと、思ってましたね」

名手をめざす帯津医師は、手術に明け暮れた。執刀担当の日はもちろん、他の医師の助手も積極的につとめ、毎日手術室に入った。その頃、食道ガンの手術は非常に難しい大手術のひとつだった。胸を開いてガンを切除するのだが、食道に穴をあけ、これをふさぐために、胃や大腸の一部を血管をつけたまま取り出してつなぐ。だが、別の臓器のため、胸膜炎や腹膜炎などの合併症が起きやすい。いったん合併症が起きると死にいたることが多い。いかに出血量をおさえるか、いかに合併症を引き起こさないようにするか、医師の腕にかかっていた。自分が執刀した患者の場合は、術後のケアのため何日間も病院に泊まり込んだ。帯津医師はすでに結婚していたが、自宅に帰らない日々が続いた。

　こんな努力を重ね、食道ガン手術の名手としての評価が高まっていった。

「だけど、手術に全力をそそぐあまり、その患者さんが退院してしまえば、もうつぎの手術のことしか頭になかったですね。退院した患者さんの再発や転移の不安なんか考えもしない、冷たい医者だったと思います」

　いまはそう反省する帯津医師だが、当時のガン外科医全般がそれを当然としていた。ただ、そんななかでも、この人らしい場面を見ることができる。合併症を起こした患者を、何日間もつきっきりで治療し、いよいよとなると人工呼吸器を入れ、馬乗りになって心臓マッサージの蘇生術を懸命にやった。それでも患者は息を引き取る。家族に「ご臨終です」と告げると、帯津医師は昼間からひとり病院を抜け出て、上野の行きつけの食堂へ行く。そして、酒を飲みながら、死んだ患者のことを考えるのだった。

　ただの手術の名手ではなかったのだ。患者を救えなかった無力感を味わいながら、つぎの患者は絶対に手術を成功させてみせると、自分自身に誓う。だが、手術が成功し、いったん退院した患者が再発や転移で舞い戻ってくることも少なくなかった。それも、自分では完璧な手術をしたと思っていた患者が、数年後、再入院してくる例が、予想をはるかに上回って数多くいた。

　最新の治療機器や技術を駆使して行なった結果がそれである。疑問を感じた帯津医師はアメリカの外科雑誌『外科科学年鑑』を調べた。そこに発表された過去の論文から、ガンの治療実績を比べてみて愕然とした。生存率の観点から見ると、ガン治療成績は過去二十年間においてまったくの横這い状態だったのだ。七一年にニクソン大統領が大号令を発して始まったガン征服戦争も、結局は敗北に終わっていた。

「そのとき、これは西洋医学の理念そのものに限界があるんじゃないかと思ったんです。それまで手術一辺倒でやってきましたが、それはもしかしたら間違ってたのではないか。自分が学び、信じ込んできた西洋医学には、なにか決定的に欠けているものがある、それはなんだろうと考え始めたんですね」

西洋医学の限界にぶつかり、疑問をいだき悩む。良心的な医師ならとくに珍しいことではないが、普通はそこで止まってしまう。ガン治療とはそういうものだと、自分を納得させてしまう。しかし、帯津医師はここから新たにひとりで歩き始めるのである。

中国医学との出会い

西洋医学の限界について、帯津医師はのちの著書でこう記している。

「西洋医学の特徴は、身体の臓器を部分ごとに克明に研究することにあります。いわば、分析に分析を重ね、各要素にばらして単純にしてから、全体を組み立てようとする考え方です。科学が進むにつれ、西洋医学の研究対象は臓器から細胞へ、細胞から遺伝子へと、どんどん小さな単位に進んでいきました。

この考え方は、ある面での進歩に大きな役割を果たしました。現在の西洋医学は、身体の局部の性質に関しては、ほかの伝統医学の追随を許さない高度な見識を誇っています。

けれど、その西洋医学特有の強みが、同時に限界でもあるのです。局所を詳しく見つめるということはスポットライトを当てることと同じで、周囲の状態を無視しがちです。つまり西洋医学には、臓器と臓器がどんな関係性をもっているのかとか、身体が全身としてどのように機能しているかについての知見が乏しいのです」（前出『気功的人間になりませんか』）

つまり、西洋医学は体の部分をしっかり見るが、部分と部分のつながりを見落としているということに気づいた。そして、そのつながりを見る医学として、帯津医師が目を向けたのが中国医学だった。中国医学を支えるのは陰陽五行学説だが、これはものとものとの関係を説く哲学のようなもので、中国医学では臓器と臓器のつながりを重視する。いいかえれば、西洋医学が「点」の医学とすれば、中国医学は「線」のそれである。

その中国医学に、西洋医学の限界を超える可能性を感じ取ったのだ。西洋医学の徒、それもアカデミズムの牙城である東京大学医学部出身者としては、きわめて異色だが、背景にあったのは、この人の武術好みである。

前述したように、東大病院時代に八光流柔術に出会った帯津医師は、医療体術でもあるこの柔術に熱中した。駒込病院へ移ってからも折りを見ては道場へ通っていた。これを通じて、体の経絡や経穴など中国医学につながるものを学んだ。十年ほど続け、腕前も一定のレベルに達したが、どうしてもそれ以上伸びなかった。相手に瞬間刺激を与えるとき、「臍下丹田（へそ下の腹部）の気を、一気に指先なり手のひらなりに集中せよ」と教えられるのだが、これがうまくいかない。呼吸のしかたにコツがあるようだった。

そんな頃、高校時代の友人の小野章一氏が「調和道丹田呼吸法」に誘ってくれた。大病をした小野氏は、健康回復のため、その呼吸法を始めたのだが、帯津医師は柔術上達のために通い始めた。調和道丹田呼吸法は、明治末に藤田霊斉氏によって始められた自己鍛練法で、息を吐くことを重視する腹式呼吸。みぞおち深部の自律神経叢や横隔膜を刺激することで、失調していた神経のバランスを取り戻し、血液循環をよくして自然治癒力を高めるといわれる。初めは退屈していた帯津医師は、白隠禅師の内観の法が源であるこの丹田呼吸法の奥の深さにひかれ、柔術よりこっちに熱中するようになった。現在、病院で指導している呼吸法がこれだ。

こういう下地があったため、帯津医師に中国医学への偏見はまったくなく、逆に西洋医学の限界を超える可能性を直感したのである。やがて、その本場中国を訪れる機会がめぐってきた。アメリカの医学雑誌に、中国の医師によるガン治療の成績が発表されていた。日本よりいい成績のデータで、相当数の症例にもとづいており信憑性も高かった。「これは西洋医学だけでなく、中国医学の何かも使っているに違いない」と思った帯津医師は、ぜひ現地でのガン治療を見てみたいと願った。

八〇年九月、帯津医師は中国でのガン治療の実情を視察するため、二人の医師とともに初めて中国に渡った。中国でもガン治療は西洋医学が中心だが、国の伝統医学（中医学）を取り入れている治療施設もかなりあり、これを「中西医結合」と呼ぶ。この中西医結合の現場を見て、帯津医師は「目からウロコが落ちる」経験をした。

北京郊外の「北京肺ガン研究所」を訪れ、手術現場を見学したときだった。手術室に入った帯津医師は衝撃的な光景に出くわした。手術台の男性患者は左胸を大きく切り開かれ、肺の半分を切除する手術を受けていたが、その患者が帯津医師にニッコリ笑いかけ会釈したのだ。仰天しながら見ると、患者の右腕に二本のハリが刺さっていた。ハリ麻酔である。ときどき患者が顔をしかめると、麻酔医が二本のハリを揺らす。すると患者は痛みが消えるのか、普通の表情に戻って、手術室を見回していた。

自分の医学常識をくつがえされるような光景だった。度肝を抜かれた思いの帯津医師に、研究所所長の辛育令教授が、「ハリ麻酔の効果には個人差があり、効果を上げるため、手術三週間前から気功の指導をしている」と語った。そして、二枚のレントゲン写真を見せてくれた。一枚の写真には、直径八センチほどのかなり進んだ肺ガンが写っていた。辛所長によると、切除のため開胸手術をしたが、すでに気管支や大動脈にまで浸潤が見られたため、何もせず胸を閉じたという。もう一枚の写真は、同じ患者の二年後のもので、ガンはひと回り小さくなっていた。二枚の写真を比べながら辛所長が説明した。

「当時、中国では抗ガン剤も放射線治療も一般的ではありませんでした。これほど進んだガンだと、余命はおそらく二ヵ月です。ほかに打つべき手がなかったので、ダメでもともという気持ちで気功を始めました。そして、結果はご覧のとおりです。この患者さんはいまも元気で、毎日気功をやっています」

帯津医師は驚いた。最初の写真を見るかぎり、たとえ抗ガン剤や放射線治療をしたとしても、まず二年はもたないと見えたからだ。他にも術後の再発予防、末期の進行ガンの治療にも気功が取り入れられているという。気功というのはそんなに効果があるものか、と帯津医師はさらに驚いた。それまで気功という言葉は知っていたが、実際に見たことがなかった。それをいうと、辛所長が「いま、外でやってますよ」と窓を指差した。

中庭に患者たちが並び、練功していた。呼吸に合わせながらゆっくりと腕を上げたり、腹に手を当てたりしていた。それを見た帯津医師は「これは呼吸法だ！」と、心の中で叫んだ。日本で自分が取り組んでいる丹田呼吸法にもつながる。「そうか、中国医学のエースはこれだ、気功なんだ」と思った。

この視察旅行で、北京と上海に一週間ずつ滞在したが、どこでも朝になると広場や公園に人々が集まり、気功や太極拳を行なっていた。帯津医師は毎朝、それを見学に行った。本屋があると必ず入り、目につくかぎりの気功についての本を買い集めた。そうしながら、日本での自分の医療現場に取り入れてみようと決心した。

開業を決意

帰国後、帯津医師は気功の猛勉強を始めた。本を読みながらの独学だが、すでに習熟していた丹田呼吸法に相通じる点が多く、勉強はどんどん進んだ。一方、駒込病院で気功を実践しようと、病院内の一室を借り、患者たちに呼びかけたが、こちらはさっぱり反応がなかった。当時、気功は一般の人にはほとんど知られていなかった。主治医である帯津医師に勧められ、どの患者も一度は練功に顔を出すが、それきり現れない。

患者の反応のなさは、気功になじみがないことの他に、告知の問題があった。その頃、ガンは家族には告げられても、患者本人には隠すのがほとんどだった。自分がガンであることを知らない患者に、「中国で気功はガン治療に効果をあげている」「気功は術後のガン再発予防に効果がある」などと口にするわけにいかない。

帯津医師は気功だけでなく、漢方薬も治療に取り入れようとしたが、これも実に厄介だった。駒込病院は都立であるため、新しい薬を導入するにあたっては、月一回の薬事審議会に書面で申請し、審査を受け承認を得なければ使用できない。しかも、漢方薬は何十種類とあり、その一つひとつについて詳細な資料を提出し、審査を待たねばならない。鍼灸にしても同じで、何か新しいことをやるには、面倒な手続きが必要だった。

西洋医学の限界に風穴をあけよう、そんな意気込みで中国医学の導入をはかった帯津医師も、さまざまな壁にぶつかり、さすがに意気消沈した。当時を回想して氏はこう語る。

「外科医としてまだやるべきことはあるし、いままでどおり西洋医学だけに専念しようかとも思ったんですよ。だけど、中国の医療現場を見て、これをやってみようと決心した思いは消えないんですね。それと、やがて東から風が吹いてくるはずという予感もありました。それで考えたんです。人が理解してくれない新しいことをやるには、ここを出なきゃいけない。小さくとも自分の組織を持ち、お山の大将になって、自分の信念ですべてを決定する、そのくらいの強さがないとダメだと思ったんです」

つまり、開業の決意である。当時、四十五歳、開業するにはギリギリの年齢だった。かつては病院を建てればもうけ放題ともいわれていたが、もうそんな時代ではなく、周囲からは「無謀なことはやめろ」と忠告された。実際、経営的にどうなるのかまったく目算は立たなかったが、新しいガン治療の道を切り開くにはいま踏み切るべきと自分に言い聞かせた。帯津医師のその個人的な思いは、時代にも符合していた。初めて中国を訪れた翌年の八一年は、日本人の死亡原因でガンが脳疾患を抜いてトップに立った年である。以後、ガンにかかる患者、死亡者ともに急上昇していくことになる。まさに、踏み切るべきときであった。

ただ決心はしたものの、いざ開業となると、資金集めや土地捜しなどさまざまな現実問題がある。商家に生まれながら、帯津医師は経営や金融にはまったくの無知だった。そこで相談したのが、小・中学校の同級生で埼玉縣信用金庫の支店長を務めていた岡本敬行氏である。幼なじみの開業の思いを聞いた岡本氏は「よし、全部オレが引き受ける」と答えた。

岡本氏の奔走が始まった。川越市郊外に、まわりは田んぼばかりの六百坪の空き地を見つけた。つぎは資金集め。勤務先の信用金庫をはじめ、医療金融公庫、農協からの融資を取り付けた。この融資で、面白いエピソードがある。

医療金融公庫の担当者が、資産調査に帯津医師の自宅を訪れた。東大出身で都立病院の外科医長を務めていれば、さぞ豪邸と思って訪ねると、応接間もない小さな家だった。おまけに「預貯金通帳を全部見せてください」と言い、帯津夫人が差し出した通帳を見て、「お医者さんなのに、こんなに少ないんですか。これでよく開業する気になりましたね」とあきれた。また、土地代を払う最終日、農協から一億七千万円の小切手をもらうことになった。農協に出向いた帯津医師は「金額を確認してください」と言われた。見たこともない金額で、やたらゼロが多い。何度数えても、途中でわからなくなり、最後は「信用します」と言って頭を下げた。

土地と資金が確保できれば、あとは病院の設計だが、ここでもひと悶着あった。帯津医師は二十床余りの小さな病院を考えていたが、融資側が「利益をあげるためには、もっと増やすべき」

と主張し、三階建ての七十七床にまで広がった。さらに設計図の中に、二十四畳の道場があるのを見た融資側は「こんなムダなものは要らない」と忠告した。だが、日本で初めて気功をガン治療に取り入れようとしている帯津医師である。「気功の道場がダメなら、病院を建てても意味がない」と譲らず、押し切った。

こうして病院建設の計画が着々と進んでいったが、あと大事なのがスタッフである。西洋医学と中国医学を合わせた「中西医結合」の病院をめざす帯津医師にとって、まだ日本のどこにもないそれを実現するには、信頼できるスタッフが不可欠だった。

経営面では、岡本氏が日頃信頼していた自分の部下を病院の事務長として送り込んだ。ところが、帯津医師と病院経営の話をすると、この幼なじみの優等生はこう言う。「病院は利益なんかあげなくていいんだ。泳ぐとき、上半身が全部水から出てなくても、目さえ出てれば泳げる。それと同じで、赤字スレスレでいいんだよ」。友人の志は買うが、融資側の信用金庫支店長にしてみれば、いかにも危なかっしい。経営センスゼロの言葉である。スレスレどころか、いずれ溺れるのは目に見えている。

心配が高じ、岡本氏は病院がオープンした半年後、転勤を機に信用金庫を辞して病院に転じることにした。むろん、帯津医師は大歓迎だが、岡本氏の部下がすでに事務長になっている。帯津院長は「じゃ、事務総長にしたら。経営は全部任せるよ。オレは帳簿を見てもわからないから見ない」。こうして、支店長時代の収入よりはるかに安い給料の事務総長が誕生した。

あとは、医療スタッフである。副院長候補として、かつて東大病院第三外科時代のある後輩がいた。帯津医師が医局長をしていた頃、その後輩は「先生が開業すれば、手伝いますよ」と冗談半分に言っていた。そこで、開業することになったと切り出すと、「約束しちゃったからなぁ」と引き受けた。

さらに、看護婦をたばねる婦長として、帯津医師が白羽の矢をたてたのが、都立駒込病院でともに仕事をしていた山田幸子婦長である。山田婦長は横浜市大病院高等看護学校を卒業し、看護婦として都立豊島病院の脳外科で十二年間勤め、駒込病院に移ってＩＣＵや食道病棟を担当した。その後、婦長として都立北療育園で身障者のケアに携わっていた。駒込病院時代、患者に対して骨身をおしまず、きびきびと働く看護ぶりに感心していた帯津医師が声をかけ、山田婦長も応じた。

それまでの都立病院勤務の安定した身分を捨て、田んぼの真ん中にできる新しい病院に移ろうというのだ。帯津医師の志に共鳴したに違いないと思い込んでいたが、「いいえ、最初はダマされたようなもんですよ」と、当時を思い出しながら、山田婦長は苦笑する。

「帯津先生の人柄は信頼してましたし、二十二床の小さな病院というから、自分でもやれるかなと思って、お引き受けしたんですが、フタをあけると七十七床。おまけに中国医学を取り入れた病院なんて、まったく知らなかったんです。ごく普通の病院だとばかり思ってたんですよ」

少年時代の口下手が尾を引いているのか、帯津医師は不言実行型の人である。そのため、開業後もさまざまな波風が立つのだが、ともかくもこうして、病院開院の体制は整った。帯津医師は病院名をつけるとき、初めはただ「帯津病院」にしようと思ったが、易学に詳しい友人に「これは字画が悪い。間になにかを入れたほうがいい」とアドバイスされた。それまでの二十年にわたる医師生活をふりかえって考えてみた。

「大学病院の権威主義にはじまり、どこの病院でも、医者が上から患者さんを見下ろす風潮が強いですね。それは医療とはいえません。医療には、まず患者さんを敬う気持ちが基本になければならないという思いがあったんです。それで『敬』という字を入れると、友人がさらに字画の関係から『三』を加えて『三敬』にしたらというんです。患者さんを中心に、ご家族、医療者、この三つの立場の人たちが心を合わせて病気と闘う、それが医療であるべきという私の思いにもぴったりでした」

かくして、帯津三敬病院が誕生することになった。

第七章　ホリスティック医学をめざして

日本初の「中西医結合」ガン病棟

「開設は一九八二年十一月一日。周囲には人家はほんどなく、現在のＪＲ埼京線の南古谷駅から西へ少し歩くとすぐに病院が望まれたものでした。その埼京線も当時は大宮止まりの川越線で、乗客が自分でボタンを押してドアを開けるといった古色蒼然たるディーゼル機関車でした。利用客も現在とは較べものにならないくらい少なかったのでしょう」（『〈いのち〉の場と医療』春秋社刊）

帯津三敬病院の誕生時を、帯津医師はそう記している。二十年余りたった現在、周囲は人家が立ち並ぶなどすっかり様変わりしている。病院の規模も現在はベッド数九十九床、職員約百名だが、スタート時は七十七床、四十五名だった。気功道場も現在は別棟にできているが、最初は病棟内の一室、現在の半分の大きさだった。そして、医師や看護婦などの職員四十五名はだれひとり、なぜ病院の中に道場があるのか理解していなかった。日本で初の「中西医結合」病院とはいえ、そんな看板をかかげているわけでもなかった。

腹心の山田幸子総括婦長でさえ、「中国医学を取り入れたガン医療を行なう」とだけ聞かされたが、西洋医学の現場しか知らない彼女には、帯津院長がめざしているものが、さっぱりイメージできなかった。ただ、医師が帯津院長と後輩の副院長だけで、院長自身が日曜祭日もなく、週六日も当直する姿を見て、「とにかく帯津院長についていこう」と心を新たにしていた。

この病院開設時を、帯津医師が回想する。

「新しい医学、新しいガン治療を切り開こうという志だけはありましたが、実のところ、私にも確固としたイメージはなかったんです。従来の西洋医学に加え、中国医学の四本柱である漢方薬、鍼灸、気功、食養生を治療に取り入れようと考えていましたが、なにしろ、どこにもお手本がないんですよ」

日本でも、たとえば鍼灸部門を併設している病院や、その頃保険が適用になった漢方薬のエキス剤を補助的に使う病院などはあったが、西洋医学と中国医学を同等に治療の柱にする病院は皆無だった。先にも見たように、本場の中国にはすでに中西医結合が実現していた。だが、たいていは中国医学の医師と西洋医学の医師が大病院の中に別々にいて、それぞれが役割分担をする方法をとっていた。それを本来西洋医である帯津医師が漢方医も兼ね、さらに気功も指導し、病院食によって食養生も実践しようというのだ。これは中国にもない純粋な中西医結合ともいえるが、手本にするものがない以上、試行錯誤を覚悟でゼロから始めるしかなかった。

まず漢方薬では、中国からガンの漢方薬治療を専門にしている医師を、指導者として招こうとした。だが、日中の往来が制限されていた当時の事情では、すぐには来日の許可がおりず、何度申請しても却下された。そこで、帯津院長自身が漢方治療の勉強会にせっせと参加した。その頃、ガン治療に漢方薬を使用するなど、日本の漢方関係者も考えていなかったが、帯津医師は「いや、漢方薬あるいは中国医学だけでも十分にガンを治し得る」と思っていた。開院二年半後、北京の中日友好病院副院長の李岩医師の来日が実現した。その指導によって、病院の薬局にさまざまな生薬が並び、処方も本格的になっていった。

鍼灸は、八光流柔術の仲間の鍼灸師の助けを借りてスタートできたが、困ったのは食養生、つまり病院食である。ガン治療に効果のある病院食をと考えてみたが、これが皆目分からない。病院の栄養士や調理師もお手上げだった。そこで帯津院長は本屋で「ガンに効く食事」という類の本を買い込み、片っ端から読んでみたが、本によって正反対のことが書かれていたりし、よけい分からなくなった。やむなく、普通の病院食で始めたが、来日した李岩医師の指導によって、これも食養生として改めてスタートすることになった。まず朝食に漢方の薬粥を提供することにし、十種類ほどのメニューをつくった。朝食の終わる時間になると、帯津院長と山田婦長が病室をまわり、患者の意見を聞いては、翌日のメニューを選択した。レストランのシェフさながらだが、栄養士や調理師をまじえながら、文字通り試行錯誤の毎日を繰り返した。

さらに一番の問題は、気功だった。院内の道場にだれも患者が来ないのである。駒込病院の場合は、患者にガンを告知していないせいもあった。自分の病院を開くにあたって帯津医師は、患者の家族の了解を得たうえで、原則としてガンを告知することにした。患者本人に自分の病気を正確に知ってもらい、その上で従来の西洋医学だけでない治療をともにやっていこうという姿勢である。しかし、本人に告知を望まない家族も多く、告知を受けた患者も、気功には関心を示さなかった。前述したように、当時は気功という言葉すらほとんど知られていなかったのだから、無理もなかった。説明しても、ポカンと聞いているだけで、道場にはだれも現れない。一般の医師と同じく、患者もまだ西洋医学一辺倒だったのだ。

「道場へ来るのは、インシュリン嫌いで気功で治したいという糖尿病の患者さんや、喘息のお子さんくらいでしたね。肝心のガンの患者さんは、まったく来ませんでした。患者さんの数自体、まだ少なかったんですが、しばらくはそんな状態が続きました。新しいことを始めて、それを理解してもらうというのは、こんなに大変なことなのか、つくづくそう思いましたね」

患者を待ちながら帯津院長ひとり、道場にぽつんと座っていることも少なくなかった。院長のその姿を職員たちは不思議そうに眺め、首をかしげながら通りすぎていく。そんな毎日だった。莫大な借金をして病院を開き、この有り様である。くじけても不思議ではないが、ドン・キホーテさながら帯津医師はひたすら前へ進んだ。独学で中国医学の勉強に取り組み、中国でのガンに対する中医学の学会にも進んで出席、気功の国際シンポジウムにも参加した。それらの成果は、開院四年後に出版した最初の著書で現れることになった。

それにしても、漢方薬にせよ気功、鍼灸にせよ、西洋医学から見れば科学的ではない。普遍性・論理性・客観性の証明のあるものだけを採用し、それ以外を非科学的として排除するのが西洋医学である。これまでその西洋医学の本流を歩き、ガン手術の名手とも呼ばれた帯津医師が、中西医結合をかかげて開業したことに、周囲はどう反応したのだろうか。かつて所属していた東大病院や都立駒込病院から、白眼視されたのではないのか。

「よく、いわれるんですよ。なにか、いじめられたんじゃないかと。でも、それ、ないんです。それは私が西洋医学の医者として、ちゃんと人並みのことをしてたからだと思います。数は多くありませんが、論文も書き、学会発表もしてましたからね。だから、『変わったことをやってるな』とは思われたでしょうが、『いい加減なことをやってる』とは思われなかったと思います」

たしかに東大病院や駒込病院では、医師として優秀だっただけでなく、帯津医師に接した人たちは、だれもがその誠実な人柄を信頼していただろう。「あの帯津先生がやることなら」と、容認していたのかもしれない。しかし、それ以外の医学界全般からはどう見られていただろう。先に登場した患者たちのほとんどが、帯津三敬病院へ訪れる前の病院で、「漢方薬や気功でガンが治るわけがない」と医師に言われている。紹介状を書くのを拒否されたり、帯津医師の名前をあげたとたん、ソッポを向かれたりしている。

現に私も、病棟回診の取材のとき、同じようなことを耳にした。ナースステーションで主任看護婦が各患者の報告をしているときだった。「Aさんは、向こうの病院でこちらに移りたいというと、『行くなら行ってもいいけど、帯津さんのところから戻っても、もうこっちへは入れないよ』と言われたそうです。Aさんはそれをだいぶ気にしてるようです」。主任看護婦のその報告を聞いた帯津医師は、「あ、そう」としか答えなかった。表情も変えない帯津医師の横顔を見ながら、この人はこういうところを何度もくぐり抜けてきたのだろうと思った。

開院して二十年たっても、そんな目で見られる。ガン代替治療のカリスマ的存在として有名になり、それに対するやっかみが他の一般病院や医師にはあるのかもしれないが、帯津医師のこの二十年は、そういう無理解と戦いながら、医療の真実を求める道のりだったのである。

患者の心に寄り添う

先にも記したように、帯津医師は回診のとき以外は、白衣を着ずに普段着で診察する。その回診も最初は白衣なしで行なっていた。病院を始めたとき、医者が患者を見下ろすのは医療ではないという考えから、医師の権威の象徴である白衣を着ないことにしたのだ。二十年以上前の当時、医療の世界でこれは異例のことだった。白衣をまとった医師が告げる言葉を、患者は金科玉条のように聞き、ひたすら従う。これが医療と、医者も患者も信じて疑わなかった。白衣は医師の言葉を裏づける専門家の証のようなものだった。

ところが、普段着の帯津医師は患者にたとえばこう言う。「あなたの場合、治療法は西洋医学的には手術と抗ガン剤、他の治療法として漢方薬、鍼灸、気功、食事療法などがあります。どれも強制するものではなく、最終的に選ぶのはご自身です」。いまで言うインフォームド・コンセントである。それを二十年前から実践していたのだ。

医師の言葉が絶対的な金科玉条だった当時、帯津医師の言葉にとまどう患者も少なくなかった。中には「こういうことは、医者が方針を決めて治療するものだ。それを患者に選べとはなにごとだ！」と怒り出す患者もいた。いうまでもなく、帯津医師の真意は、医師の言いなりに治療を受けるのではなく、患者自らが選んだ治療法を、医師として全力で支えようというところにあった。

たとえば、ある別の病院で診断を受け、手術と決めつけられたガン患者が、「どうしても体にメスを入れるのは嫌だ」と駆け込んでくる。外科医である帯津医師から診ても、手術したほうがいいと思えるときは、そう勧めるし、説得もする。だが、断定はせず、こうつけ加える。「だけど、手術は万能じゃないし、手術すれば再発しないとは保証できません。私はしたほうがいいと思いますが、絶対とはいいません。あなたに任せますから。で、もしあなたが手術じゃない治療法を選ぶなら、私は、それをまた一生懸命手伝います」。

その言葉には、手術万能を信じていたかつての自分自身への反省もこめられていた。だが患者の意思を重視する帯津医師のその姿勢が、摩擦を引き起こす例もあった。

ある男性患者が大きな病院で胃ガンと診断され、手術のための入院日を決めるようといわれた。その患者は「相談したい人がいるので、ちょっと待ってください」と言い、帯津医師のもとを訪れた。かなり進んだ胃ガンだったので、帯津医師も「やっぱり手術したほうがいいと思う」と勧めた。その患者は日頃、別のところで気功の一種を試みており、「わかりました。だけど、いままで自分のやってきたことをもう少し試してみたいので、手術は少し待ってもらいたい」と言い、帯津医師も「ああ、いいですよ。それまで漢方薬などで補うことができますから」と答えた。もとの病院に戻った患者は、「帯津先生のところへ行きたい」と担当医に告げた。すぐに、その担当医から帯津医師に気色ばんだ声で電話がかかってきた。

「そちらの病院に行くといってますが、手術はしてくれるんでしょうね」

「ええ、いつかはするかもしれませんけど、とりあえず本人は、手術しないでいきたいっていうから、そういうことでやってみます」

「それは先生、医の倫理にもとるんじゃないですか」

「いや、医の倫理って、私は患者さんの意思というか、気持ちを一番中心に置きます」

「でも、患者は素人ですよ。そういうことはいいことでしょうか」

「まあ、私はそういうことでやってますから」

「ああ、そうですか。じゃあまあ、お願いします」

最後はガシャンと電話が切られた。

このエピソードを語ったあと、帯津医師はしみじみとこう述懐した。

「もちろん、向こうの先生も、手術は患者さんのために必要だと思っていってるわけです。私も外科医ですから、その気持ちはわかるんです。だけど、手術のあとで再発した例も、私はいっぱい知ってますから、むしろ、しなくてもいい手術をずいぶんやったんじゃないか、そんな反省もあります。それでも『手術しなきゃダメだ』と言うなら、もし再発したら自分が体をはってでも面倒見る、そういう覚悟がなければいけない。それと、その先生のように『患者は素人』と口にする医者がたくさんいますが、そういう医者は、医療者としての志が低いと思いますね。医学的な知識が乏しくても、患者さんはなにより、その病気の当事者です。当事者である患者さんの意思を大切にする、そんな当たり前のことがなかなか理解してもらえず、苦労しましたね」

先に「帯津医師は不言実行型の人」と記した。自分がどういう医療をめざしているのかを、まわりに具体的に説明もしなければ、説教もしない。黙々と自分で取り組むだけだった。一介の勤務医ならともかく、病院という組織のトップとしては、こういう不言実行は功罪相半ばする。

院長の考えを、現場で看護婦たちに具体的に指導する立場の山田婦長も「帯津先生のめざすものがわかってきたのは、三年ほどたってからでしたよ」と言うほどである。職員たちが理解していなかったのも無理はない。そんな現状に、帯津医師もさすがにこれではいけないと思い、自分の医療観を原稿にまとめた。小冊子にでもして職員に配るつもりだったが、その原稿を読んだ友人が出版社に持ち込んだ。中西医結合でガン治療を行なうという新しい視点に編集者は関心をいだき、「これは広く一般の人にも読まれるべき」と出版を勧めた。そこで、原稿を書き足してできあがったのが、帯津医師の最初の本『ガンに勝つ〈食・息・動・考〉強健法』（講談社、一九八七年刊）であった。

ガンを単に体の部分の病ではなく、全体の歪みの現れととらえ、西洋医学と同時に、中国医学の養生や気などの観点から治療していくという画期的な内容だった。その本をきっかけに、帯津医師はつぎつぎと著書を出版し、名前が知られるようになっていくのだが、では、病院職員の意識も一気に変わったのかといえば、そんな簡単なものではなかった。ことに、医師が問題だった。この頃には医師の数も増えていたが、帯津院長の考えに理解を示す医師もいれば、そうでない医師もいた。後者のほうの医師は、「漢方薬や気功なんかでガンに勝てるわけがない」と、帯津院長に面と向かっては口にしないが、自分が担当している患者に言う。当然、患者は迷い、不安になる。

それを耳にして、憤然とするのが山田婦長である。その医師に向かって抗議する。「あんなことをいうのはやめてください。病気と闘っている患者さんの気持ちを迷わせ、弱くするだけです」。いわれた医師はプライドを傷つけられて怒り、帯津院長に「医者でもないのに、あの婦長は実に生意気だ。クビにしてください」と迫る。これは実際にあった話で、そのとき、帯津院長はこう答えた。

「うちの病院の全職員のなかで、だれよりも患者さんのことを考え、だれよりも一生懸命にやっているのが山田婦長です。クビになんてできません」

このあともなく、その医師は病院を去ったが、帯津医師はこうした病院内外の無理解のなかを歩んできた。そして、それを現場で支えたのが山田婦長であった。

山田幸子婦長は、前述したように都立豊島病院脳外科で看護婦としてのスタートを切った。脳外科では、交通事故などで脳が傷つき、かつぎこまれてくる患者が多い。意識のない患者や、意識があっても意思疎通の難しい患者ばかりだった。当時を回想しながら、山田婦長が語ってくれた。

「そういう患者さんの心をどうキャッチし、それにどう向き合っていくか、毎日が勉強でしたよ。十二年間やって、ようやく自然に向き合えるようになりました。そのあと、駒込病院へ移って、帯津先生と三年半ほど、一緒に仕事しましたが、ガンの患者さんと正面から向き合うようになったのは、この病院に来てからでしたね。脳外科での経験をベースにやってましたが、ガンの患者さんはそれだけではとても追いつかないんですよ」

ガン患者のありようは、実にさまざまである。ガンの部位や進行度によって病状も異なり、激痛に苦しむ患者もいれば、傍目には健常人と変わらない患者もいる。また、同じ部位の同じような進行度でも、患者によってやはり病状は異なる。痛みや不安を訴える患者、耐える患者、うつに落ち込む患者、前向きな患者。その人の心や生き方が最も色濃く反映されるのがガンという病だ。そんなさまざまな患者に向き合うには、通り一遍の看護ではつとまらない。さらにガンの場合、患者の家族との向き合い方も難しい。

「それを身をもって知ったのは、私の父がここで亡くなったときでしたね」

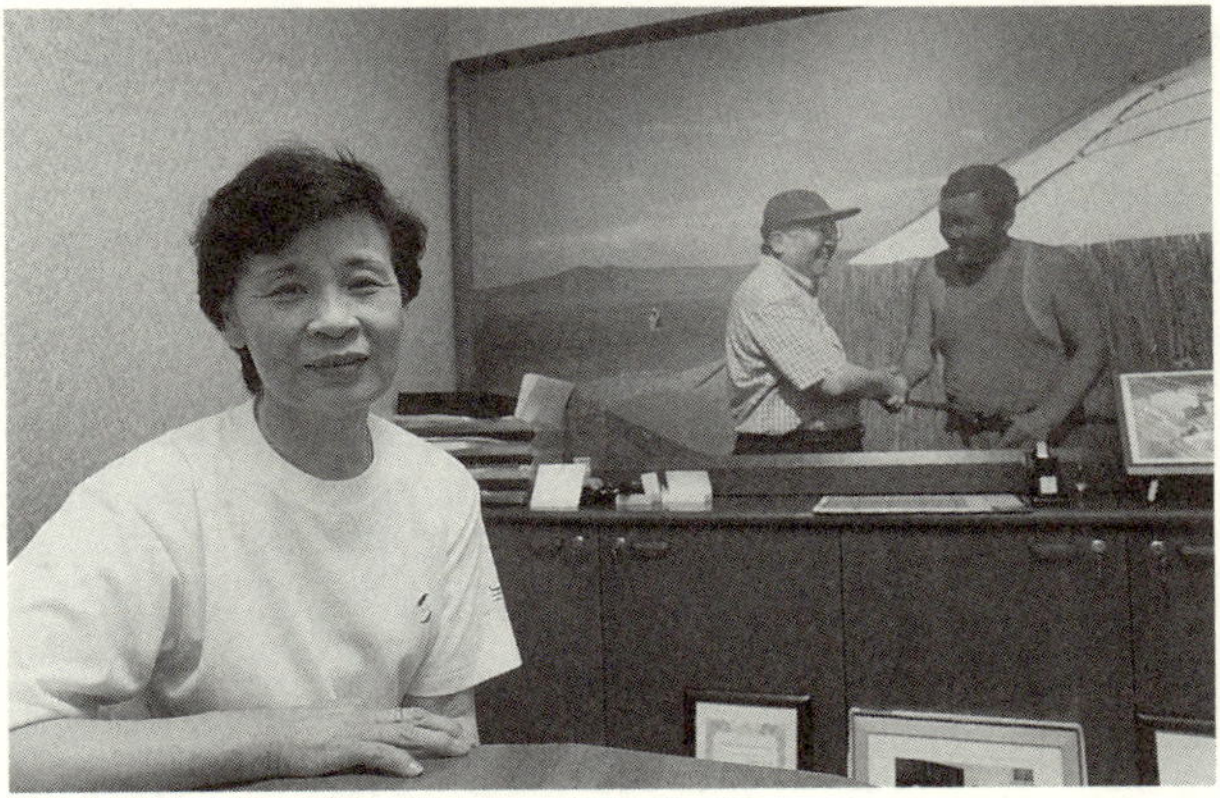

患者から厚い信頼を寄せられている山田幸子総括婦長。
笑顔がやさしい。後ろの写真はモンゴルで山田婦長が撮ったもの。

病院オープンから二年ほどたった頃、八十二歳になる山田婦長の父親に黄疸の症状が出て、帯津三敬病院へ入院した。肝臓ガンとわかり、帯津院長の執刀で開腹したが、すでに手術できる状態ではなかった。それを山田婦長に告げた帯津院長は「とにかく手を尽くして、できるかぎりのことはやるから」と言った。まだ病院の体制がしっかり固まっていない頃で、総括婦長として看護婦たちをたばねる立場の山田婦長は、父親だけにかまうわけにいかない。時折、父親の病室をのぞきながら、通常どおり仕事をこなしていた。この時期、帯津医師もまだ漢方薬には習熟していなかったが、あらゆる手を尽くして婦長の父の治療にあたった。

病状が急激に悪化したのは、一ヵ月ほどたってからだった。「お父さんの傍についてあげなさい」と帯津院長に勧められ、つきっきりで看病した。帯津院長も日に何度となく病室を訪れた。だが、病状はどんどん悪化し、婦長もほとんど眠らない日が続いた。

「亡くなる前の日、父は口のなかからも鼻からも出血したんですよ。全身から腐臭がただよい、手は真っ黄色で、涙も黄色でしたね。そこまでいくと、もう助からないのは私もよくわかっていました。でも、父は黄色い涙を流しながら、『なんとかしてくれ』と、私に目で訴えるんです。もう見てるのも辛くて、私、院長室に駆け込んで『先生、なんとかしてください!』って叫んだんです。すると、帯津先生が『なにをすればいいんだ! 疲れてるから、そんなことというんだよ。少し休みなさい』といって、院長室に寝かされました。——看護婦という医療者であっても、身内のこととなると、モノの判断ができなくなるということがわかりましたね。同時に、そういうときの患者さんの苦しみ、家族の方の気持ちを身をもって知りました。それまでは、心をこめて患者さんに接しているつもりでも、やはりどこか職業的な姿勢だったと思います」

二十年近く前のこの経験を、山田婦長はつい昨日のことのように語った。それだけ深く自分の中に刻まれたのだろう。父親の死去後、山田婦長の看護ぶりは大きく変わった。病院近くに住む彼女は、患者に何かがあれば、真夜中だろうが早朝だろうが、すぐに駆けつけた。落ち込む患者には「大丈夫、元気を出して！」とカツを入れ、痛みを訴える患者には、体をさすり続けた。

ある乳ガンの末期患者がいた。激痛に襲われ、医師が痛み止めの注射を打っても効かなかった。呼吸も苦しくなり、痛みと死への恐れでパニック状態になった。担当の医師も看護婦も寄せつけようとしなかったが、「山田婦長さんならいい」と言った。病室に入った山田婦長は、黙ってベッドに上がり、患者を抱きしめた。胸が鉄板のように硬くなっていた。何もいわず、その胸をじっと抱きしめ続けた。全身をわななかせていた患者は、三十分もたった頃、静かに言った。「ありがとう、婦長さん。もういいですから。婦長さんのほうが疲れます」。

そのとき、山田婦長は患者の体というより、心を抱きしめていたのだろう。あるいは、患者の心に自分の心をぴったりと寄り添わせていたともいえるだろう。ガン患者を看護する究極の姿がここにある。その患者はまもなく亡くなったが、家族がいまも時折、山田婦長を訪ねてくるという。

新たな医療をめざし、中西医結合をかかげて出発した帯津医師は、このあと、患者の心を見る視点が欠けていたことに気づく。そして、全人的医療のホリステイック医学に進むのだが、現場で苦闘する山田婦長は、すでにそこに達していたともいえる。

ホリスティック医学に出会う

本書の冒頭で「現代西洋医学とは異なる医療を代替医療と呼ぶ」と記したが、もう少し詳しくみておく。世界の代替医療に通じ、翻訳書も数多く出している上野圭一氏（日本ホリスティック医学協会副会長）は、代替医療をつぎのように大別している。

①各国の伝統医学（中国医学、インド医学、イスラム医学など）
②現代医学に対抗して生まれた比較的新しい医学体系（ホメオパシー、オステオパシーなど）
③民間療法
④その他の心身相関療法（イメージ療法、アロマセラピーなど）
⑤各種健康食品

これらの多種多様な医療は、現代西洋医学からは「非科学的」として長く退けられてきたが、一九六〇年代から七〇年代にかけて、欧米で注目を浴びるようになった。先に六〇年代を若者の反乱の季節と述べたが、既成の体制や価値観に対抗する運動が各分野で起こった。医療の分野では、これまで退けられてきた各種医療の見直しが行なわれ、七〇年代になると、アメリカではオルタナティブ・メディスン（代替医療）として、またイギリスではコンプリメンタリー・メディスン（補完医療）という呼称で定着してきた。

一方、それと並行して、現代西洋医学そのものに対する批判や反省も起こってきた。現代医学が人体の臓器をはじめとする部分偏重にいきすぎ、人間を機械工学的に扱うことへの批判である。心をふくめて人間の全体を見るべきというこの新しい医療観は、ギリシャ語の「ＨＯＬＯＳ」（全体）からとられたホリスティック医学と呼ばれ、七八年にはアメリカ・ホリスティック医学協会が設立された。

こうした医学医療の新しい潮流のシンボル的存在となったのが、現在アメリカ・アリゾナ大学医学校統合医学プログラム部長のアンドルー・ワイル博士だった。ハーバード大学医学部を卒業した内科医のワイル博士は、世界の伝統医学などを調査研究し、八三年、人間が本来持っている治癒力をテーマにした本を出版、世界中で大きな反響を呼んだ。翌年、その本の日本語訳『人はなぜ治るのか』（日本教文社）が出版されたが、その訳者が上野圭一氏である。この翻訳書は各医大の学生たちに影響を与えたが、最も熱心に受けとめたのが東京医科大学の学生たちだった。「八四年に、学内に『ホリスティック医学研究会』をつくったんです。上野さんを招いて、ワイル博士の本の読書会などをやっていましたが、外に向けて発信しようとシンポジウムをやるようになりました。そんなとき、中国医学をガン治療に取り入れている病院があると聞いたんです」

こう語るのは、当時、研究会のリーダーをつとめた降矢英成氏（現在・赤坂溜池クリニック院長）。降矢氏は帯津三敬病院を訪ね、帯津院長にシンポジウム参加を依頼した。帯津院長は快諾、これがホリスティック医学との出会いとなった。何度かシンポジウムを開くうち、志を同じくする医師や各種代替医療者が増えてきた。そこで八七年、日本ホリスティック医学協会が設立された。初代会長は東京医大の藤波襄二（公衆衛生学）教授で、すでに大学を卒業し心療内科医になっていた降矢氏が事務局長役をつとめた。

協会設立には帯津医師も理事として名を連ね、九八年からは第二代会長として牽引役を果たしているが、「発足当初、実は私、あまり熱心ではなかったんですよ」と言う。

「というのも、患者さんをまるごと、ホリスティックに見る医療なら、すでに自分自身がやっていると思っていたんです。体の部分を見る西洋医学と、つながりを見る中国医学、それを合わせた中西医結合こそホリスティック医学だと思ってましたからね。ところが、そのうちなにか欠けていると思うようになってきたんです。それが、患者さんの心の問題でした」

ホリスティック医学協会が発足した頃は、前述した帯津医師の最初の本がすでに世に出ていた。それを読んだガン患者が入院してくるようになり、漢方薬や気功による治療も徐々に軌道に乗り始めていた。漢方薬の処方は、患者の舌をみたり、脈をみたり、顔色をみたりして行なう。また毎日、気功を直接指導していると、当然、患者と接する時間が長くなる。そんな時間のなかで、患者のその時その時の心の変化が見えてくる。そして、心の持ち方が病気の経過に大きく影響を及ぼすことが分かってきた。かつて都立駒込病院時代、精神腫瘍学を無視していた頃からは、百八十度の転換である。

心の持ちようが病状に影響を与えるなら、患者の心を一定のレベルに維持すれば病状を安定させることができるのではないか。そう考えた帯津医師は、心理療法を取り入れることにした。こうして八九年、病院内に、心療内科医の降矢医師、アメリカでイメージ療法を学んだ菅原はるみ心理療法士などによる心理療法チームがつくられ、ガンのイメージ療法として世界的に知られるサイモントン療法などが実践されるようになった。中西医結合も日本で最初なら、ガンに対する本格的な心理療法の導入も、帯津三敬病院が日本で初めてであった。

西洋医学、中国医学に加え、心理療法による心の医学、これらを三本柱に真のホリスティック医療をめざしていた帯津三敬病院は、九〇年頃から全国のガン患者の注目をあびるようになった。これには、いくつかの要因があった。まず、相次いで出版された帯津医師の著書が広く読まれるようになったことや、気功が健康法として一般の人々にも知られ始めたことがあげられる。八〇年代末にマスコミに初めて登場した「癒し」、それに続いた「自然治癒力」などの言葉が急速に広まったことが背景にあった。医療の世界で新しい流れが出てきたのと同じように、健康と病に関する人々の視野が広がってきたのだ。そして、ガンについていえば、どの病院でも告知が一般的になってきた。

ガンを告知されれば、初めはどの患者も落ち込んだり、絶望的な気持ちになったりするが、時間がたつにつれ、なんとか病気を克服したいと思うようになる。だが、通常の西洋医学の治療を受けながら、それが思うような効果を得られない。他に手立てはないものかと目を外に向け、帯津三敬病院に出会う。

こうして入院してくる患者たちは、治療法の情報に敏感で、さまざまな民間療法から健康食品にいたるまでを院内に持ち込んできた。自分の意思で病気に立ち向かうことを最重視している帯津院長は、患者が「これ、試していいですか?」と持ち込むものを、よほど怪しげなものや危険性があるものを除いて「どうぞ、やってみてください」と応じた。科学的に検証されていない代替療法ばかりだが、病院の治療法と組み合わせて試すと、患者によっては思いがけない効果が出たりした。

それを見て、帯津医師自身が関心を深めた。中国医学以外にも多くの代替療法があり、それぞれ可能性を持っていることに気づいたのだ。それら未知の代替療法を詳しく知りたいと思っていたところへ、ある出版社が「ガンの代替療法大全的な本を書いてくれませんか」と依頼してきた。帯津医師の知人のライターたちが全国を歩いて代替療法の現場を訪ね、データを集めた。それらを網羅し、西洋医学の視点と並べてまとめたのが『ガンを治す大事典』(一九九一年、二見書房刊)

である。

五百ページを超えるこの本は、西洋医学からガン治療の道を歩き出した帯津医師が、中西医結合にいたり、さらに先へ踏み込む「ガン代替治療宣言」の趣がある。実際、これ以降、帯津三敬病院で実践する代替療法は飛躍的に増えた。国内だけでなく、帯津医師は海外の代替療法も取り入れた。たとえば、ゲルソン療法というのがある。これはドイツ人のゲルソン医師が開発した療法で、無塩の野菜と果物を中心とした厳格な食事療法。メキシコのゲルソン研究所が本拠地となっており、帯津院長はこれを導入するため、婦長の一人をメキシコへ体験実習に派遣したうえで導入した。また、カナダの生物学者ネサン博士が開発した「714X」は、樟脳を主剤としたガン治療薬で、カナダ医師会から訴えられた「代替医療裁判」で勝訴し、有名になった。その話を聞いた帯津医師は、自らカナダに飛んでネサン博士に会い、これも取り入れた。

こうして国内外の代替療法を「戦術」としてつぎつぎに加え、帯津三敬病院はガン代替治療のメッカとして知られるようになった。

一周早いビリ・ランナー

帯津医師がパイオニアとして中西医結合のガン治療を始めたのが一九八二年、日本の医学界全般は代替医療にいまだ根強い拒絶感をもっている。だが、たとえばアメリカの例を見ると、現代西洋医学のありように大きな地殻変動が起きつつあることが分かる。

「現代西洋医学の側から代替医療が注目され始めたのは、一九九〇年代にアメリカでおこなわれた研究がきっかけであった。実に四二・一%にものぼるアメリカ人が代替医療を利用しているという調査結果が発表され、医学界に衝撃を与えたのだ。／アメリカにおける代替医療の利用者数は、九〇年には六〇〇〇万人であったが、九七年には八三〇〇万人と三八%も急増した。医療機関を訪れる回数に関しても、大きな変化がみられている。現代西洋医学をおこなう病院や医院への受診回数は、九〇年から九七年にかけてほぼ横ばいであった。一方、同じ時期に代替医療への受診回数は大きく増加した」（蒲原聖可『代替医療』中公新書）

アメリカでの代替医療利用の内容はリラクセーション、ハーブ療法、マッサージ、カイロプラクティックなどが主なもので、九二年には、アメリカ国民が代替療法に費やした年間費用が、通常医学の病院に支払ったそれを初めて上回ったという調査結果が発表された。そして同年、日本の厚生労働省にあたるＮＩＨ（国立保健研究所）に「代替医療調査室」が初めて設置され、それが「国立補完代替医療センター」（ＮＣＣＡＭ）に昇格した。国立がんセンターなどと同格の国家機関である。国民も行政も代替医療に正面から向き合うようになったのだが、それに呼応して、アメリカの大学医学部も変貌をみせている。百二十五の医学部のうち、なんらかの代替療法のコースを設けているのは、九三年には十五校だったのが、二〇〇〇年には七十五校に急増しているという。

日本はどうかといえば、アメリカほどではないが、徐々に代替医療が表舞台に登場し始めた。九七年には、日本で第一回国際代替医療シンポジウムが開催され、翌九八年、第一回日本代替医療学会が開かれた。さらに同年末、東京大学医学部名誉教授・渥美和彦氏の呼びかけによって、それまで個別活動をしていた代替医療関連の団体が、初めて一堂に会して「日本代替・相補・伝統医療連合会議」（JACT）が結成された。

さらに二〇〇〇年、西洋医学と代替医療の統合をめざす日本統合医療学会も発足した。また慈恵医大、聖マリアンヌ医大、東京女子医大、群馬大学医学部などが講義の一部に代替医療を取り入れ、金沢大学大学院には独立した代替医療講座が開設された。実際の医療の現場でも、〇三年には、西洋医学と漢方、鍼灸、整体、インド医学などを組み合わせた統合医療施設が東京でオープンした。

こうして見てくると、二十二年前、帯津医師がまったくの手さぐりから始めた中西医結合が、いま、新たな形で花開いてきているかのようだ。ただ、ガン治療にかぎって見れば、西洋医学側は相変わらず代替療法を寄せつけようとしない。ガン治療における代替療法の代表といえば健康食品だが、西洋医学の医師たちは「そんなもの効かない」と頭から切り捨てるか、せいぜい「気休めになるなら、どうぞ」くらいの対応である。そこでたいがいの患者は、主治医に隠れて健康食品を飲むことになる。

国立病院四国がんセンターが行なった調査がある。〇一年から〇二年にかけ、全国のガン患者三千人を対象に調べたところ、半数近い四四・六％がなんらかの代替療法を経験していた。そのうちの大半は健康食品の摂取で、六七・一％の患者が「病状の改善・ガンの進行抑制を期待」し、四四・五％の患者は「治癒を期待」して健康食品を試していた。そして、実際の効果はという質問に、七〇％の患者が「わからない」と回答している。

この調査から思い浮かぶのは、西洋医学の治療を受けながら、それによる「改善や治癒」に不安をいだくガン患者の姿だ。健康食品は玉石混交で、いかがわしい誇大広告で釣るものも少なくない。それでも不安にかられ、こっそりと手を出さずにいられない。結果、効いたかどうかも分からず、途方に暮れる。いわばガン難民である。そういう患者が半数近くもいることを、西洋医学側はきちんと見ておくべきだろう。

そんな図を横に置いてみると、ありとあらゆる治療法を実践するガン代替治療のメッカ帯津三敬病院のありようが、どこか違って見えてくる。ガン患者の駆け込み寺、最後の拠り所などではなく、むしろ本来あるべきガン治療の姿を先取りした、最も新しいものとして浮かび上がってくるようだ。西洋医学陣営からは、帯津医師が最後尾を走る時代遅れの医師に見えるだろう。だが、一周遅れのトップ・ランナーという言葉があるが、一周早いビリ・ランナー、それが帯津医師であることにやがて気がつくかもしれない。

先ほど見た日本の代替医療の流れの中で、帯津医師が会長を務める日本ホリスティック医学協会はやや特殊な位置にある。人間をまるごと見るホリスティック医学は、医療のあり方を問う理念である。理想の医学理念ともいえるが、ホリスティック医学そのものには自前の医療手段や方法があるわけではない、その点、あいまいさは否めない。これについて帯津医師はこう語る。

「人間まるごと捉えるというのは、生老病死すべてに関わることですから、本当は代替医療でも統合医療でもないんです。逆にいえば、まだどこにも存在していないのがホリスティック医学なんですね。それをめざす過程で、いまある代替医療を駆使して治療にあたる。やがて西洋医学との統合医療も花開くでしょうが、その先に見えてくるのが本当のホリスティック医学だと思ってるんですよ」

日本ホリスティック医学協会は現在NPO組織となっており、約三百人の医師をふくめ会員数約二千名。協会では、ホリスティック医学をつぎのように定義している。

「ホリスティック（全的）な健康観に立脚する」

人間を「体・心・気・霊性」などの有機的統合体ととらえ、社会・自然・宇宙との調和にもとづく包括的・全体的な健康観に立脚する。

「自然治癒力を癒しの原点におく」

生命が本来自らのものとして持っている自然治癒力を癒しの原点におき、この自然治癒力を高め、増強することを治療の基本とする。

「患者が自ら癒し、治療者は援助する」

病気を癒す中心は患者であり、治療者はあくまでも援助者である。治療よりも養生が、他者療法よりも自己療法が基本であり、ライフスタイルを改善して患者自身が「自ら癒す」姿勢が治療の基本となる。

「様々な治療法を選択・統合し、最も適切な治療を行なう」

西洋医学の利点を生かしながら、中国医学やインド医学など各国の伝統医学、心理療法、自然療法、栄養療法、手技療法、運動療法などの各種代替療法を統合的、体系的に選択・統合し、最も適切な治療を行なう。

「病の深い意味に気づき自己実現をめざす」

病気や障害、老い、死といったものを単に否定的にとらえるのではなく、むしろその深い意味に気づき、生と死のプロセスの中でより深い充足感のある自己実現をたえずめざしていく。

医療者にとっての医療のあり方、患者にとっての病との向き合い方を説くこの定義は、帯津医師の医療観そのものでもある。

「隙間」から「場の医学」へ

先ほども触れたように、九〇年代に入ってから帯津三敬病院は全国のガン患者の注目を集めるようになり、遠方から入院してくる患者も増えた。以前は閑散としていた道場がにぎわうようになったが、それを決定的にしたのがテレビ出演だった。

九二年、NHKテレビが初めて気功を取り上げることになり、帯津院長に出演依頼がきた。開院して十年たったこの頃には、中国との交流も盛んになり、帯津医師は何度も中国に出かけ、各地の専門医との交流が生まれ、上海中医薬大学客員教授にも任ぜられていた。また、中国から医療気功の専門医や看護婦が来日し、病院で勤務していた。

気功指導の体制も整っており、帯津院長はNHKの依頼を承諾した。こうして四月から三カ月間、「気功専科」という番組に病院ぐるみで出演。これによって、気功が一般にも認知されると同時に、帯津三敬病院の名が広く知れ渡り、ガン代替治療のカリスマとしての帯津医師の知名度も高まった。道場を訪れる入院通院患者が日増しに増え、病棟内の道場では狭すぎるようになった。そこで、敷地内に別棟を建て、現在の四十八畳敷きの道場をつくった。

ようやく志が実ってきたわけだが、この時期、帯津医師の医学観、医療観も大きな変化というか深化を遂げることになった。中国医学との出会いを最初のターニング・ポイントとするなら、第二のターニング・ポイント、それが「場の医学」の発見であった。

中西医結合のガン治療を実践しながら、中国医学の研究を進めていた帯津医師が、最初にぶつかったのが「気」の問題だった。「気」というのは実にとらえにくい。元気、気持ち、気力、気絶、病気など「気」に関係した言葉を日常的に使いながら、では「気とは？」となると、よくわからない。中国医学では「気」が基本概念になっており、「気は生命の根源物質」と定義されているが、西洋医学で育った帯津医師には、これがよく理解できなかった。

帯津医師という人は、全身全霊で医療に打ち込みながら、一方で無類の勉強家である。氏の著書をどれでも一読すれば、その勉強ぶりを垣間見ることができる。「気とは何か」という大テーマに取り組んだ帯津医師は、古代中国思想から最新物理学までの関係書を読みあさったすえ、「気とはエントロピーに関係するもの」という結論に達し、一冊の本（『健康革命』一九八九年、現代書林刊）まで書き上げた。

エントロピーとは熱力学の用語で、門外漢の私には難解すぎ、とても解説などできないが、帯津説を自己流に解釈すると、おおむねこのようだ。人間は外部から取り入れたエネルギーによって、体内で生命活動が営まれる。その活動によって生じるのがエントロピーであり、これが増大すると体の秩序が乱れる。気はそのエントロピーの循環をコントロールしたり、余分なエントロピー（老廃物）を体外へ排泄したりという働きをする。従って、気を基本概念とする中国医学はエントロピーの医学といえる。

その結論を得た帯津医師は、さらに先へ考えを進めることになった。九一年、東京大学薬学部教授の清水博氏（現在・金沢工業大学付属「場の研究所」所長）との出会いがきっかけだった。清水教授の著書『生命を捉えなおす』を読んで感銘を受けた帯津医師が会いに行ったのだ。そのとき、二人の間で、こんな対話が交わされた。

清水「あなたは東洋医学をどんなふうに見ていますか」

帯津「西洋医学がエネルギーの医学なのに対し、東洋医学はエントロピーの医学と考えています」

清水「そうですか。私は東洋医学を〝場〟の医学と考えています」

帯津「すると、〝気〟はどういうことになりますか」

清水「〝気〟は〝場〟の情報を伝達するものではないかと思っています」

二人の達人のやりとりという趣きだが、清水教授とのこの対話が帯津医師にとって、医学や医療を根本からとらえ直すきっかけになったのだ。西洋医学が臓器という部分のみを見るのに対し、中国医学は臓器と臓器のつながりを見る。西洋医学の限界を超えるものとして、帯津医師がそこに着目したことは、すでに述べた。清水教授の言葉に触発された帯津医師は、その臓器のつながりをもう一度考え直した。そして、ここからが帯津医師の真骨頂なのだが、人間の体の中の〝隙間〟に思いいたるのである。

「その頃はもう五十代半ばでしたので、直接執刀して手術する機会は減っていましたが、以前は、毎日のように手術してましたから、体の中をいつでも思い浮かべることができるんですよ。それで、思い浮かべてるうち、ふと気づいたんです、人間の体の中は隙間だらけじゃないかって。体の中は内臓がびっしり詰まっていると思われるかもしれませんが、そうじゃないんですよ。横隔膜と肝臓の間、肝臓と胃の間、胃と膵臓の間、これがみんな隙間、なにもない空間なんですね。外科医はその隙間に沿ってメスを入れるわけで、手術の名手といわれる人は、この隙間を見るのが上手なんです。そして、メスを入れたあとは隙間なんて忘れてしまう。もう外科医を引退しようかという年齢になって、あの隙間、空間はなんだろうと思ったわけです」

帯津医師は、生理学や基礎医学が専門の知人たちに、体の中の隙間について尋ねてみた。「そんなもの、だれも考えたこともないし、指摘した文献もまったくない」と、あきれ声の返事だった。「しめた！　じゃ、なにをいってもだれにも怒られないぞ」と小躍りした。未開と聞いて落胆するのでなく喜ぶのだから、やはりこの人にはパイオニアの資質がある。

まず、帯津医師は手術していたときには意識しなかった隙間に思いをこらした。すると、臓器と臓器の隙間に何本もの、何層ものつながりの糸が張りめぐらされている様子がイメージできた。もちろん、目に見えないつながりの糸である。著書『〈いのち〉の場と医療』にこう記している。

「これは〝場〟と呼んだほうがよいのではないかと思いました。〝場〟を定義すると、ある空間に連続して分布する物理量ということになりますから、つながりの錯綜はまぎれもなく、これを〝場〟と見なしてよいことになります。／ここで清水先生のあの時のお言葉を思い出したのです。〝場〟は物理量ですから当然エネルギーを持っています。一般的にはポテンシャル・エネルギーと呼んでいます。このポテンシャル・エネルギーを生命力あるいは生命《いのち》と考えると、この生命力なり生命なりを高める情報が〝気〟であると考えることは十分にできるわけです」

それまで自分自身もふくめて西洋医学は、この何もない隙間を無視してきたが、それは実は見えないつながりの「場」にほかならない。「場」であるなら、当然エネルギーがあり、そのポテンシャル・エネルギーこそが生命ではないか、つまり、その「場」とは「生命場」と呼べるのではないか。そう推論した帯津医師は、さらに「場」の研究にのめりこんだ。これが物理学、量子力学からトランスパーソナル心理学、哲学にいたるまでの勉強ぶりで、そのあとを逐一追うことは、私にはとうてい手に負えない。関心のある方は、先に引用した著書『〈いのち〉の場と医療』をご一読いただきたい。

勉強だけでなく帯津医師は、初めてロンドンへ出張した際、電磁誘導の発見者マイケル・ファラデーが働いていた場所を捜し回ったりした。まるで少年のような好奇心だが、もちろん、知的遊びで「場」の理論を追っていたわけではない。一方で日々、ガン治療という患者の生命のかかった現場に立っているのだ。真の医学とは、医療の真実とは何かという、切実な問いを自分に突きつけながらの考察であったにちがいない。その証拠に、帯津医師はやがて「成層する場と医療」という考えにたどりつくのである。
この世界は、いくつもの階層によって成り立っている。物質の最小単位の「素粒子」に始まり、真ん中に「人間」、そして最も高い所に「虚空」がある。
「素粒子から原子、分子と階層を重ねて上は宇宙から虚空まで、各階層に場が存在し、この場こそ各階層の実相ではないかという気がしてきます。遺伝子一つひとつのはたらきよりも複数の遺伝子がつくりだす場のほうが遺伝子というものの実相をあらわしているように思えますし、同じように、細胞の場、臓器の場といったところに私たち人体の、あるいは生命の実相があるような気がします」（『〈いのち〉の場と医療』以下同書より）
「それぞれの場のポテンシャル・エネルギーが、それぞれの場の生命（いのち）であり、それぞれの場に、そのポテンシャル・エネルギーを回復する能力、つまり自然治癒力が備わっていると考えることができます」
「医療は人間の場の営みなのに、医学は、現在の医学ということですが、一つ下の階層の臓器の場での研究成果です。場のレベルがちがうのです。／しかも、場の本質には近づこうとしていません。あくまでも、目に見える臓器だけを研究した成果なのです。（中略）
一方、医療という場のほうはどうかというと、こちらは、まだ科学がほとんど介入していません。しかし、科学が介入しようとしまいと、現実に医療という人間の場が存在することはまちがいありません。場の当事者である患者、家族、友人、そしてすべての医療者が、それぞれ自分の臓器の場のポテンシャル・エネルギーを高めながら、一つ上のレベルの人間の場のポテンシャル・エネルギーを高めていく、これが医療というものです」

帯津医師が「医療は場の営み」と語る根拠はここにある。そして、現在の医療の歪みは、患者が人間のレベルの医療を求めているのに対し、医療者側は臓器レベルの西洋医学で応じており、医学と医療を混同している点にあると説く。そして、こう記している。

「臓器のレベルでの場の医学が登場し、さらに、その一つ上のレベルでの人間の場の医学と、その特殊状態である人間まるごとの医学が登場して、はじめて、生命の本質に向かって、理想の医療に向かって私たちは歩を進めることになります。／そして、これらの登場を先取りして、未来の医学体系を目指しているのがホリスティック医学です」

「虚空」、死後の世界へ

ここまでその歩みをたどってきて、帯津医師を一言で言い表すとしたら「どこまでも歩き続ける人」ではないだろうか。西洋医学の本流を歩いてきながら、中西医結合によるガン治療をかかげて方向転換。ゼロから始め、病院内外の無理解の中をひたすら歩き続けてきた。ホリスティック医学に出会い、つぎつぎに代替療法を取り入れた。やがて「場の医学」を見いだし、「医療は場のポテンシャル・エネルギーを高める営み」という信念にたどりついた。

ガン専門医は数多くいるが、帯津医師ほど遠くまで歩いた人も稀だろう。その歩みを支えるものが患者への思いであることはいうまでもないが、この先、帯津医師はまだ歩き続ける。「死後の世界」へである。

帯津医師は各地に招かれ講演することが多いが、中に定期的に行なう講演会もある。前にも少し触れたアジア文化会館でのそれで、九三年から隔月ごとに行なっている。この講演会を企画したのは、財団法人アジア学生文化協会理事長の小木曽友氏。東大教養課程時代の同級生でもある小木曽氏が語る。

「十年余り、ずっと帯津先生の講演を聞いてきました。テーマはどんどん変わっていきましたが、常に純粋に医療や患者さんのことを考えているのが、伝わってきますね。理想の医療をめざす求道者という言葉がぴったりの人です。講演会がスタートして三、四年たった頃でしょうか、虚空や死後の世界についても話すようになり、驚きましたが、それも帯津先生の理想を求める気持ちから出てきたんだと思いますね」

この講演会の出席者は、帯津三敬病院の元患者や、通院中の患者などのほか、鍼灸師や漢方医などの代替医療関係者が中心で、病院内で行なう院長講話の拡大版のようなものだ。その院内の講話でも、帯津医師は同じ頃からやはり死や死後の世界を話題にするようになった。医療現場、ことにガン病棟ではタブーの領域である。死が背中合わせにひそんでいるガン病棟では、医師も患者もそこから目をそむけようとする。だが、いくらそむけても死は訪れる。それでも目をそむけ続けるのがガン病棟である。私の義弟が入院していた大学病院に見舞いに訪れたときのことだ。看護婦が小走りに廊下を駆け、ものも言わず各病室の入り口のカーテンを閉めて回ったことがある。何ごとかと訝しく思っていると、まもなく、ストレッチャーのガーッという音が廊下を駆け抜けた。「だれか、亡くなったんですよ」と、義弟が小声でそう言った。音が聞こえなくなり、看護婦がまた何ごともなかったように病室のカーテンを開けて回った。

四十年を超えるガン専門医として、帯津医師は、患者の死にどう向き合ってきたのか。前述したように、都立駒込病院の頃は、死期の迫った患者を一分一秒でも長く生かそうと、人工マッサージなどの蘇生術を懸命に試みた。そして、患者が息を引き取ると、そそくさと病院を抜け出し、酒を飲みながら死んだ患者を考えるような医師だった。

「本当は、患者さんの死から、目をそむけていたんですね。自分がつらくなりますから、向き合うのを避けていたんです」

そんな世間一般の医師が、日頃から患者に死について語る医師になる。そこには途方もない距離の道のりがあるが、数多くの患者の死と向き合う中で、帯津医師はその道のりを歩いてきたのだ。西洋医学や中国医学、さらにありとあらゆる治療法を駆使して、患者とともにガンと闘う。めざましい回復例のある一方で、死もそれ以上にある。帯津医師はその一つひとつに向かい合ってきた。

「一番つらいのは、死に直面して不安におびえる患者さんに向き合うときですね。患者さんは『先生、もういいから、楽にさせて』と訴えます。そんなとき、私は患者さんに『みんなが一緒にいて、あなたを応援していますよ。がんばりましょう』、そういっていました。あるとき、その言葉は患者さんの気持ちに寄り添っていない、傲った言葉じゃないだろうかと思ったんです。それは私が、自分自身の死を考えてないから出てくる言葉だということに気づいたんですね」

いつか自分にも訪れる死、目をそむけずそれを考え、考え抜いて揺るぎのないものを自分の中に打ち立てる。そうでなければ、患者の死に正面から向き合うことにはならないのではないか。そんな思いに駆られていたとき、帯津医師は一冊の本に出会った。青木新門氏の『納棺夫日記』（文春文庫）である。詩人の青木氏は十年間葬儀社に勤め、二千体の死体を浄め納棺した。その経験をもとに書いた本で、中にこういう一節があった。

「末期患者には、激励は酷で、善意は悲しい。説法も言葉もいらない。きれいな青空のような瞳をした、すきとおった風のような人が、側にいるだけでいい」

これだ、と思った。「きれいな青空のような瞳をした、すきとおった風のような人」。それは現実にどんな人なのかと考えた帯津医師は、著書にこう記している。

「死の足音を間近に聞くとき、『がんばれ』とか『大丈夫』という言葉は空回りして、患者さんの負担になるだけです。なぜなら、それは死を忌むものとして遠ざけてきた、生の側にのみ立っ

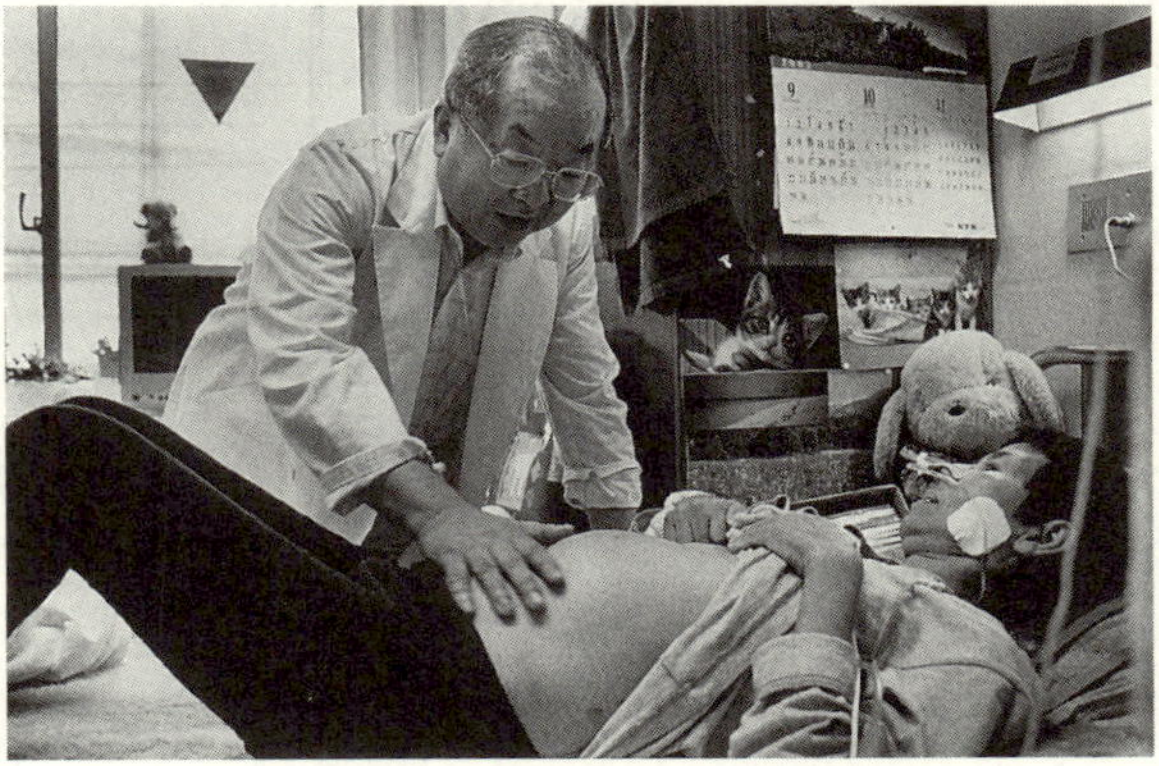

患者さんの中には、帯津名誉院長に手をあててもらうだけで、元気になる人がいる。みんな帯津名誉院長の回診を待ち望んでいる。

た言葉だからです。／死にゆく人の心を癒せる『すきとおった風のような人』とは、末期患者よりもさらに、死のそばにいる人のことです。それは実際に死に瀕しているという意味ではなく、平生から死を自分のこととしてきちんと考えている人です」（『気功的人間になりませんか』）

　医療者こそ、そういう「すきとおった風のような人」でなければならないと考えた帯津医師は、患者の死に接しながら自らの死生観を築いていった。そうするうちに、死の不安におびえる患者との向き合い方が変わってきた。山田婦長が患者を抱きしめるように、帯津医師も説得がましいことは何も言わない。患者の傍に座り、黙って話を聞く。聞きながら患者が眠りにつくまで頭のツボから足先のツボまで、手を当て続ける。それでも、もはや一両日となったとき、帯津医師は家族にそう告げ、院長室に泊まり込む。ともにガンと闘ってきた戦友として、最期に立ち会うのだ。不自然な延命術を望まない家族が多くなり、帯津医師は何をするでもいうでもなく、患者の傍にじっとたたずんだ。

「そうして亡くなっていく人を見ていると、おだやかな亡くなり方が多いんですね。もちろん、全部の人じゃないですが、ご本人も納得して、こちらの世界からあちらの世界に滑るように移行していく、そんな感じの方が多いんですよ。これが化学療法のあとの多臓器不全なんかで亡くなると、見ているのもつらいほどです。そうじゃないおだやかな死、これはどうしてかなと考えてみると、うちの患者さんは亡くなる直前まで、ビワの葉温灸を受けたり、ベッドに寝たまま指気功をしたりしてるんですね。最後まで、体にやさしいできるかぎりのことをやってますから、それでおだやかに亡くなっていくんだと思います。

そして、そういうおだやかな死に立ち会っていると、悲しい別れというより旅立ち、この人はどこかへ旅立っていくんだなという感じがするんですね。どこへ向かって旅立つのだろうと考えながら、心の中で『道中ご無事で』と声をかける。こんな経験を何度も重ね、自分の死と重ね合わせて考えているうち、死後の世界を考えるようになったんです」

死後の世界――ここで帯津医師は、さらに先へ歩くことになった。著書にこうある。

「この人はどこへ帰っていくのか？／肉体はたしかに朽ち果てるだろう。しかしこの人の場のポテンシャル・エネルギーはどうなるのだろう。／場のポテンシャル・エネルギーを生命（いのち）とすれば、その生命は母なるいのちのもとに帰っていくのではないだろうか。／母なるいのちとは、それは虚空の場のポテンシャル・エネルギーにほかならない。とするならば、この人の場のポテンシャル・エネルギーは虚空に向かって帰っていき、いつしか一体となるのだろう。

このようなことを臨終の場で少しずつ考えるようになったのです。／もともと、私の生命、あるいは場のポテンシャル・エネルギーは両親から受けたものです。私の両親はそれぞれの両親から受けたものでしょう。そのまた両親は、と次々に遡っていくと、結局は一五〇億年前のビッグバンによって宇宙が誕生する前の虚空にいき着くのではないでしょうか。／つまり、私の場のポテンシャル・エネルギーは一五〇億年の彼方から来て、ふたたび一五〇億年の彼方に帰っていくのではないでしょうか。合わせて三〇〇億年の循環の中にあるのでしょう」（『〈いのち〉の場と医療』）

病院内の院長講話で初めてこの「虚空」の話を聞いたとき、私は正直、違和感を覚えた。この人は医師の領域を逸脱しているのでは、と思った。帯津医師の学生時代からの親友である細田医師に取材したとき、「虚空、死後の世界を語る帯津医師をどう思うか」と尋ねてみた。順天堂大学名誉教授の細田医師は「ウーン」とうなったあと、こう答えた。

「あそこまでいくと、これはもう宗教的な哲学に近いもので、ナンセンスといえばナンセンス、信じるか信じないかしかない。だから、〝帯津教教祖〟みたいになってますね。ただ、彼はもともと非常に感受性が鋭い人ですが、現実を直視する合理的な考えの持ち主で、決して物事を誇張したりしない人ですよ。その彼が、現在のような飛躍した考えにいたったのは、自分のためじゃなく、常に患者のことを考え、その癒しや救いを求め続けてきた結果だと思うんですよ。そして、その根本にあるのは、彼のやさしさだと思います。これだけは昔からまったく変わりませんね」

帯津医師の歩みをたどってきたいま、私もそうだろうと思う。何十年とガン治療の現場に立ち、数え切れないほどの生と死を分かつその真ん中に立ち続けた人が、そのやさしさゆえに一人どこまでも歩き続け、たどりついたところが虚空であり、死後の世界だったのではないだろうか。ただ、自分の内面での到達点であるそれを、なぜ患者たちの前で語るようになったのか。

「やはり、最初は勇気がいりましたね。医者が死後の世界を語れば、だれもついて来なくなるんです。うしろを振り向くと、だれもいない、それを覚悟で語るしかないんですよ。だけど、私の前には患者さんたちがいます。死を恐れているガン患者さんたちに、死や死後の世界を語るなんて無謀だと思われるかもしれませんが、そうじゃないんです。死を視野に入れることで、患者さんは病気に対する考え方や姿勢が変わってきます。死から目をそむけず、だけど病気には負けないぞと、自分に言い聞かすことで、自然治癒力が最大限に高まってくるんですね。

じゃ、それを証明しろといわれてもできませんが、医療現場にいると実感できます。めざましく病状がよくなる患者さん、そうでなくても、一般的に考えられるよりはるかによい経過をたどる患者さんを見ていると、本人が意識しているかどうかに関わらず、ああ、この人は死を視野のうちに入れているなと思えることが多いんです。もちろん、死を視野に入れたからガンが治るなんていえません。ただ、ガンであろうとなかろうと、だれにもいずれは必ず死が訪れるわけです。それを視野に入れ、やれることをやって今日を充実させる、そうすれば今日より良い明日を信じることができると思うんです。患者さんだけじゃなく、私自身も毎日、そんな気持ちで生きていますよ」

帯津医師はなかば自分にいい聞かせるような口調で、そう語った。

氏にはインタビューを度重ねたが、これが最後で、病院内の職員用食堂で行なった。職員のだれよりも早く出勤する帯津名誉院長は、一日三食をここでとる。文字通り病院とともに、患者とともに日々を送る氏の健康法は「朝の気功、昼の情熱、夜の酒」、その晩酌の時間である。一日の仕事を終えた安堵をにじませながら、ビールのグラスを傾ける。

その帯津医師と向かい合って飲みながら、私はふと、少し前に見たテレビドラマを思い出した。ガン病棟が舞台のドラマで、主人公の若い医師は患者を救おうと懸命になる。そして、中年の女性末期ガン患者が、治療の手立てを求めて悩むその医師に、おだやかな笑顔でこういう。

「最期のときは、きっとそばにいてくださいね、先生」

そんな言葉を患者からもらう医師が、現実にどのくらいいるのだろう、と私は思った、目の前のこの医師以外に――。乳ガンと胃ガンを患った先の山本富美子さんは、私あての手紙に「最期は、帯津先生のもとから旅立ちたいと願っている患者さんは、私だけではないと思います」と書いていた。

「じゃ、どうもお疲れさまでした」

ビールを飲み干した帯津医師は、そういって立ち上がった。つづいて立ち上がった私は、壁に貼られた標語に、ふと目をとめた。

「今日より良い明日を」

取材をスタートして以来、何度も目にしてきたこの言葉が、それまでとは違うもののように見えてきた。

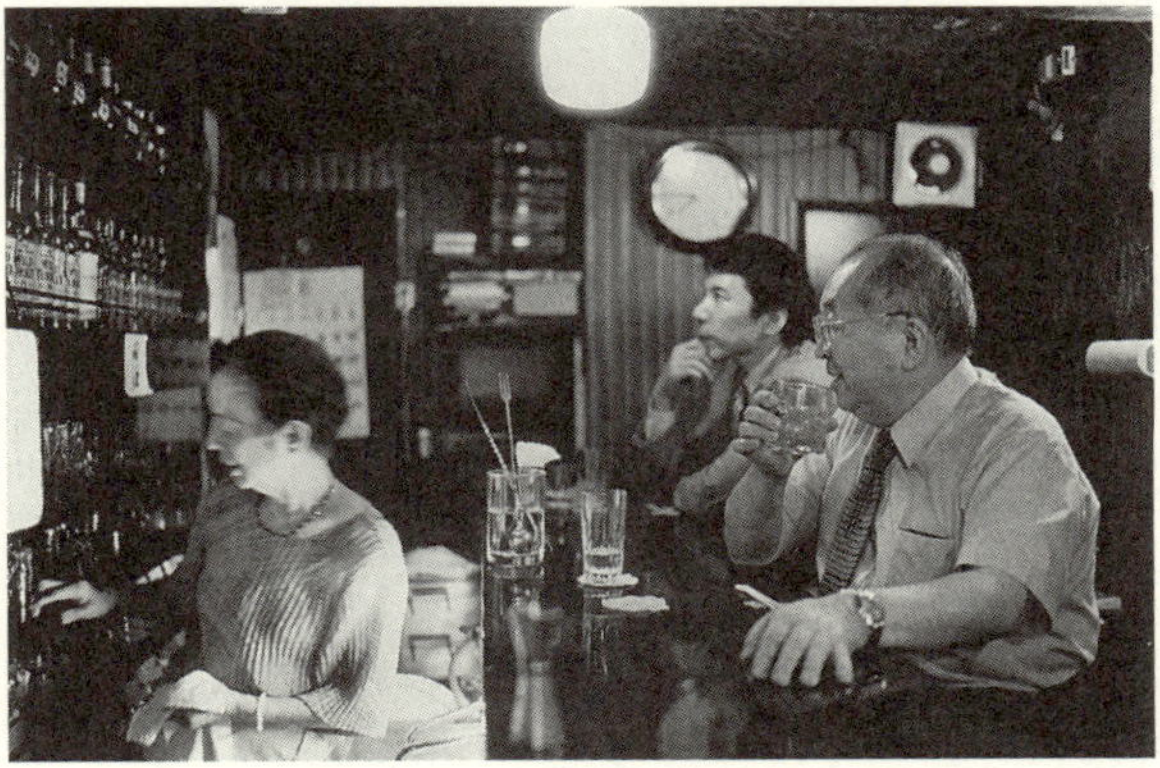

帯津名誉院長の健康法のひとつが酒。ときには外で飲むことも。病院とはまた違った表情を見せるひととき。

終章　「患者の会」で

癒し、癒される

帯津三敬病院には病院歌がある。「この街で」という歌で、患者たちが自主運営している「患者の会」のテーマソングでもある。金曜日の昼下がり、道場にその歌声がひびく。車座になった患者たちが歌詞カードを見ながら、ラジカセから流れる歌に合わせて歌う。

この街の朝は明るい　悠久の時を感じて
ただひたすらはげみます　太極拳に
＊あなたに会えてよかった
　あなたと話せたことも
　今日一日今この時　心燃やして
朝焼けの富士は輝く　きっとなおるよと信じながら
今日もあぜみちふみしめて　歩くよ　歩きます
　（＊）（くりかえし）
いのち紡ぐ人はやさしい　不安にふるえる心を

いつもだれかがそっとだきしめてくれます
（＊）
ひとつひとつかみしめながらつらかった道のり語りあえば
凍りついた心が　とけ始めます
（＊）

きれいなメロディと、心にしみるような歌詞だ。ガンと闘う患者の孤独と不安、そして患者同士の支えあう心情がにじみ出ている。作詞者（後藤利一　村上雅人　村上清子）も作曲者（村上清子）も、かつてこの病院に入院していたガン患者だった。入院中に病院の歌として作ったこれが、「帯津三敬病院患者の会」の主題歌として歌い継がれている。

患者の会は、真野明子さんの箇所で紹介した大野聡克さんが世話役を務めているが、発足はごく自然発生的なものだった。前述したように、九一年に帯津三敬病院で直腸ガンが見つかった大野さんは、手術を受けたものの、完治の可能性三〇％という厳しい状況だった。一時は絶望的になったが、「治る可能性が三〇％もあるんだと、考え方を変えました」。それまで仕事人間だった生活も変え、漢方薬と気功による治療に打ち込んだ。職場が病院に近いことから、昼休みも道場に通い、気功に励んでいるうち、他の患者たちの世話をするようになった。慣れない患者に気功を教えたり、病室を訪ねては励ましたりした。

そんな大野さんの姿に感動したのが田口克己さんだった。大手企業に勤めていた田口さんは、定年退職して子会社に移った九二年、胃ガンになった。重度の進行ガンでリンパ節にも転移しており、医師に「助からないかもしれない」と宣告された。一時は死をも覚悟して、会社の病院で手術を受けた。手術は成功したが、翌年、腸閉塞を起こし、自宅近くの帯津三敬病院へかつぎ込まれた。再発も疑われたが、単なる癒着性のものとわかり、ことなきを得た。この入院を期に、田口さんは一念発起、気功や太極拳に取り組むようになり、大野さんと出会ったのだ。

二人は協力して、患者の世話をするようになった。毎日、道場へ通っては気功の準備をし、病状が重い患者に寄り添って練功した。月に一度、院外で行なわれる早朝練功には、二人で車を手配し、それぞれ運転して患者たちを運ぶ。花見やブドウ狩りを企画しては、落ち込みがちな患者たちを誘って連れ出す。最初、この遠出には病院側が「もし患者になにかあっては」と反対したが、帯津院長が「そうやって楽しみながら、励ましあうことは病気と闘うエネルギーになる」と許可を出した。こうして、患者同士の交流が定期化していき、患者の会が発足した。

現在、会員は約百八十名。毎週金曜日の午後、道場に集まって大野さんの指導で太極拳を練習し、歌を歌い、そのあと車座で語り合う。元入院患者、退院して通院中の患者、現在入院中の患者と出席者はさまざまで、人数も週によってバラつきがある。花見からクリスマスの集いまで、年に五、六回のイベントも行なう。すべて患者たちの自主運営で、毎週の交流会にも、医師や看護婦などは顔を出さない。

その金曜日の交流会に、私はつとめて参加するようにした。といっても、二〇〇三年の一年間で六、七回通うのがやっとだったが、それでもいろんなことを学んだように思う。初めは、ガン患者同士が歌を歌い語り合うと聞いて、涙ながらに語り合い、「ガンバロー！」と手を握り合うような悲壮な雰囲気を予想していた。でなければ、ガンという二文字が重苦しくたちこめた、同病相憐れむような雰囲気かとも思った。だが、そのどちらでもなかった。実に淡々と闘病体験が語られ、ときにはなごやかな笑いも起こる。

ひとつには、メンバーの中心になっている人たちがガンを克服したことがある。ボランティアで患者を世話しているうち、病院職員になった大野さん、初代会長の田口さん、現在会長を務める山口正市さん（胃ガン）たちはみな、発病から十年以上経過している。ガンを克服した彼らは、入院中の患者や通院中の患者を前におだやかな口調で語る。

「ガンは医者にいわれて治すのではなく、自分で責任をもって治すんです」

「医者と薬だけに頼っていたのでは治らない」

「医者だってガンをわかっていない。わかってたら治せるはずです」

口調はおだやかだが、いっている内容はかなり過激である。医師や看護婦が同席していない気楽さから医療不信を口にしているように聞こえるが、そうではない。ガンと闘ううえで大切なことは、まず患者自身が闘病の強い意思を持つことであり、医者まかせの姿勢ではガンに打ち勝つことはできない。帯津医師の考えであるこれを、彼らが代弁しているのだ。いや、代弁というより、帯津医師に長く接してきた彼らは、その考えを自らのものにしている。

ことに一番ベテランの大野さんは一番物静かで、自分自身の体験や、奇跡的な回復を遂げた患者の例を訥々と語り、「ガンは原因じゃなく、生活習慣などの結果です。自分の生活習慣は自分で変えるしかないですね」。真野明子さんは「お医者さんより、大野先生の言葉のほうが信じられる」と言っていたが、わかるような気がする。なまじの医師より説得力があるのだ。

会の常連にはユニークな人もいる。以前、発電所関係のエンジニアだった木下一雄さんは、昭和九年生まれというのが信じられないほど若々しく、声も大きく張りがある。七年前に大腸ガン（S字結腸）にかかり、この病院で手術を受けたが、医師に「人工肛門になるのは絶対イヤだ。そういう手術になるならやらないでくれ」と宣言。幸い、手術は成功し、人工肛門も免れたが、今度は抗ガン剤を拒否。一度だけ錠剤の抗ガン剤を知らずに飲み、体に震えがきて、以後、絶対に飲もうとしなかった。三年後、肝臓に転移し、手術。その二年後、再手術を受けたが、このときは医師が「今度は危ない」と、家族を全員呼び寄せた。これも乗り切ったが、「いまも肝臓にガンが残っている」。

そんな木下さんは、「玄米が体にいいといっても、あんなマズイもの食べるくらいなら、死んだほうがマシ」とか「イメージ療法を受けてると、いつもイビキかいて寝てしまう」など、常に本音で話す。一方、「やはり不安はあって、この病院の気功のほかにも、いろんな民間療法を試している」と言い、北海道の「笹浴」に始まり、「岩盤浴」、「砂浴」、「ヌカ風呂」など、各地を訪ね歩いた話を披露するのだが、これが無類に面白い。

笑い転げながら話を聞き、ふと、「この人はこうして話すことで癒されてるんだな」と思う。大野さんや田口さん、山口さんにしても、ガンを克服したとはいえ、いつまた再発しないともかぎらない。一度ガンにかかると、再発への不安は消えないという。そんな彼らは、患者を世話し闘病体験を話すことで、自分自身を癒しているように思える。

一方、新しく入院してきた患者が初めて交流会に出席するとき、二つのパターンが見られる。こわばった表情で押し黙っているか、逆に、前の病院でいかにつらい思いをしたかをこれでもかとばかり喋る。そんな彼らも、ベテラン先輩の話を聞くうちに次第に変化を見せる。こわばった人の表情がゆるみ、やがて笑顔になり、べらべら喋っていた人が話に耳を傾け、しきりにうなずいたりする。それを見ていると、やはりこの人たちも癒されているのだと思える。

ガンは他のどんな病より、人を孤独に追い込む。いやおうなく自らの死の影を見せつけられるからだ。ガンを告知されたときの気持ちを尋ねると、どの患者も一瞬遠くを見るような目になり、「頭の中が真っ白になった」「病院を出てから夢遊病のように歩いた」「いつもの町の風景が一変したようだった」などと語る。それは日常から非日常へ、普段は意識しない自分の死に引きよせられた人の感覚だろう。そして、波があるにせよその感覚は、治療中もずっとついてまわる。医師から「治癒」を告げられても、かすかな再発の不安とともに消え残るのかもしれない。

いわずもがなのことだが、死は個人のものであり、たとえ家族でも本当には深く立ち入ることができない領域である。ガン患者は自らの死の影に独りおびえ、独り不安にさいなまれる。そんな患者の孤独を癒すのは、同じ孤独をかかえるガン患者であろうことは充分理解できる。では、体験談を話すことで死の影が薄らぐかといえば、それはどうだろうか。むしろ、色濃くなるのかもしれない。ただ、互いに話し合うことが癒しになる。ガン病棟では語り合うという行為が、外の世界よりはるかに深い意味を持つように思える。

近年、欧米の医療界で注目されている分野に「ナラティブ・メディスン」というのがある。ナラティブとは「語り」で、「物語療法」とでも訳せばいいだろうか。患者が自分の病気や自分自身について医師に語り、それをひたすら聞き、深く理解したうえで医師が語る。この相互の語りが癒しを生むというもので、心理療法のカウンセリングをさらに進めたものといえるかもしれない。「言葉は、人間が使う最も強力な薬である」とイギリスの作家キップリングが述べているが、このような考えに立っているのがナラティブ・メディスンであろう。そして、それは患者と医師との間だけでなく、患者と患者の間でも同様であることが、患者の会のメンバーたちを見ていると実感できる。

「死後の世界」をめぐって

闘病体験を語り合うことで互いに癒し、癒される。患者の会はそんな場なのだが、私が会に出席し始めて意外に思ったことがある。これまで見てきたように、帯津医師は患者たちを前にしばしば「虚空」、つまり死後の世界を語る。死をも視野に入れることで自然治癒力を高め、ガンと闘っていくという考えからだが、患者の会では私が出席したかぎり、一度もこの虚空や死後の世界が話題にのぼることはなかった。

会の中心メンバーの大野さん、田口さん、山口さんなどは患者というより、むしろ帯津医師の信奉者、弟子とでも呼んだほうがふさわしい人たちだ。医療者としての帯津医師に全幅の信頼を寄せているだけでなく、人柄や考え方にも全面的に敬服しているように見える。また新しい患者たちも、ほとんどが帯津医師の医療観や医療姿勢にひかれて入院してきている。となれば、帯津医師の持論である「虚空」についても話題になりそうなものだが、闘病体験を語り合ったり、治療法の情報交換はしても、死後の世界についてはだれも触れない。初めは意外な気がしたが、しかし、考えてみると、それが当然でもあろう。死への不安や恐れを語ることはできるが、死そのものと死後の世界、これはそれぞれが自分の中で向き合うしかないものだ。

帯津医師は常に、患者に自らの死生観を築くことを勧める。同時に、「百五十億年かけて虚空から命が生まれ、死後、また百五十億年かけて虚空へ戻っていく」という、自分自身の死生観を語る。細田医師はそれを「帯津教」と呼び、「患者を癒し救いたいというやさしさから生まれた」と解する。たしかに、「死は三百億年の循環の折り返し点にすぎない」と説く帯津医師には、「だから、死を恐れることはないんですよ」、そう伝えようとする根元的なやさしさを感じ取ることができる。先ほどのナラティブ・メディスン、「物語療法」の一種ともいえるだろう。

問題は、帯津医師の言葉を患者たちがどう受けとめ、自分の中でどう死と向き合っているかだ。帯津三敬病院のガン患者には、西洋医学の病院から見放されたり、自ら決別した人たちが多い。いいかえれば、最後まで生きる希望を失わず、生に執着して駆け込んでくる。帯津医師は、ありとあらゆる治療法を駆使してそれに応えながら、一方で、死生観や死後の世界を語る。死を視野に入れることが治療にも好結果をもたらす、また、死への恐怖も薄らぐ。そう説明されても当の患者にとってはどうだろうか。死から目をそむけようと治療を受けながら、その死に正面から向き合えといわれているようなものである。考えようによっては、これほど酷な状況もないだろう。

そんな状況のなかの患者たちが、どう自分自身の死と向き合うのか。ある患者の例を帯津医師自身が近著に記している。

「Kさんは、乳ガンが肺に再発し、両肺に広がっていました。まだ三九歳という若さでした。一度は小康を得て退院し、自宅療養していたのですが、二カ月後に再入院したときは、上大静脈症候群になって、顔や腕がパンパンに腫れ上がった状態でした。西洋医学的な措置で、できることはありませんでした。そこでアロマテラピーをとり入れ、マッサージなどしたところ、むくみが引いて、ご本人はとても楽になったようでした。このころから、精神的にひと皮むけたように、表情が非常におだやかになりました。

しかしまた容態は悪化し、もうほんとうにいけないという状態になったので、ご主人と相談して、静かに彼女の旅立ちを見守ることにしました。ほどなくして亡くなられ、私は臨終に立ち会い、ご遺体を送り出すときに、玄関まで見送りに出ました。

すると、廊下の暗がりにお姉さんが待っておられて、『先生にぜひお礼を言いたい』と言われます。『妹は院長先生がしてくださった、宇宙への百五十億年の旅のお話がとても心に響いたようです。私にもほんとうに嬉しそうに、その話をしていました。亡くなる前も、「これから百五十億年の旅が待ってるのよ。すごいでしょう。いまはそれが楽しみで、死ぬことがそんなにいやじゃないの」と言っていました。あまり悲しまないで死んでいってくれて、ほんとうに嬉しかったです。先生ありがとうございました』と、深々と頭を下げられ、胸が熱くなる思いをしました。

お姉さんは、こんなに若くして死ななければならない妹が、どんなにか無念で、『もっと生きたい、もっと生きたい』と、この世に未練を残しながら死ぬのではないかと、不憫でたまらなかったのだと言います。

けれどもKさんは、私の話が真っ直ぐに心に響いて、『死後の世界は、そんなに悪いものじゃないみたいよ』という思いに、一直線に到達できたのでしょう。死生観が確立され、死が怖いものでなくなったとき、あのおだやかな表情になったのだと思いました」(『ガンに勝った人たちの死生観』主婦の友社刊)

三十九歳での死を前にし、「百五十億年の旅が楽しみ」と肉親に語る。信じがたいほどの達観である。ここに書かれているように、たしかに帯津医師の言葉が心に響いたのだろうが、それほど一直線に達観できるものだろうか。死と向き合うなかでさまざまな葛藤があったに違いないが、このKさんの性格や感性や宗教観、さらにはガンにかかるまでの生活ぶりや闘病の状態など、詳しく知らないことには、そういう心境に達する道筋がたどれない。いや、たとえKさんに関するデータをすべて積み上げたとしても、本当のところはわからないのではないだろうか。人がどう自分の死をとらえ、どう向き合うのかをさぐろうとしても、手の届かない深い闇が最後に残るような気がする。

それはともかく、このKさんの場合、帯津医師に対する極めて強い信頼感があったことはたしかだろう。帯津医師は「百五十億年の旅」を自説、自分の死生観として語り、それを信じよとは決して言わない。そこが宗教家との違いでもある。その死生観の根本にあるのは「死によって私の肉体が滅んでも、私の生命の源であるエネルギーは生き続ける」という考えで、死後の世界の存在を肯定するこれも、あくまでも自説として語る。ただ、死期が迫っていることを自覚した患者が、葛藤のなかで帯津医師の自説にすがることもあるだろう。Kさんの場合、おそらく帯津医師への信頼感が強く、その分、他の患者より真っ直ぐ帯津医師の言葉を受けとめ、そこに自分をゆだね得たのではなかろうか。

これと似た例が、先の山本富美子さんだ。前述のように、クリスチャンである彼女には信仰があり、それが帯津医師の「虚空」と結びついた。富美子さんはこう語る。「帯津先生は人がより良く生きるためだけでなく、ふくよかな死のためにもいて下さる方だと思います。最期は先生のもとから旅立ちたい」

きっぱりとそう語る富美子さんやK子さんは、帯津教とまではいわなくとも帯津学校の、いわば優等生であろう。しかし、百人のガン患者がいれば、百の死との向き合い方があるはずだ。死生観の確立と言っても、それがたやすいものでないことはもちろんだし、確立したとしても揺るがないともかぎらない。そこまでもいかず、周辺をさまよって終わる人も少なくないだろう。

「生きているあいだは、何かしろと神様にいわれているように思う」、別の意味の優等生である中野弘恵さんの弁だが、パワフルな語りの合間に彼女は「私だって死を前にしたら、恐いし、辛いし、悲しいし、死にたくないと思う」と洩らした。そして、こうつけ加えた。「帯津先生が虚空とか死後の世界をお話しになるのは、もちろんそう信じていらっしゃるんでしょうが、ものすごく孤独だと思うんですよ。毎日のように、たくさんの患者を看取るというのは、想像もできないほど辛いと思う。だから、死んだ後、虚空へ旅立つという帯津先生のお話は、患者さんを癒すためと同時に、先生自身もそう話すことで癒されるんじゃないでしょうか」

患者の会のメンバーでもある真野明子さんは、「死後の世界についてどう思うか」という質問にこう答えた。「死後の世界ってあると思うし、どんなところだろうと時々考えますね。虚空というと、わけのわからないところへ引きずりこまれる感じですが、そんな特別な世界じゃなく、いまある世界のようなごく普通のところだと思うんですよ。そう思うと、そっちへ移るのも恐くなくなるみたい」

人さまざまである。どの人もこちらの質問に誠実に答えてくれたが、どこか隔靴掻痒の感じが残った。その人が独りきりで死の闇に向き合うときのまなざしが見えない。だが、それ以上は踏み込みがたい。それを思い知らされるようなことがあった。やはり患者の会のメンバーである中年の女性患者に取材したときだ。寡黙な女性で、こちらの質問一つひとつに、言葉を探しながらていねいに答えてくれた。「死後の世界を信じますか」という質問に、少し黙り込んでから「信じたいですね」。つづいて「どんなときに、死後の世界を考えますか」と問うと、それには答えず、私をじっと見据えながら「あなたご自身は、どんなときに考えます?」と問い返してきた。予期せぬことで、私は少々うろたえながら「いやぁー、正直にいえば、死後の世界なんて、あんまり考えたことがないですね」。女性患者は「そうですか」と言い、静かにつけ加えた。「もしもあなたがガンになれば、変わりますよ、きっと」。

そして私は

本書の序章の最後に、私はこう書いた。「もし私自身がガンにかかったとき、帯津医師とその病院が、自分の命を託すことができる医師であり、病院であるのかどうか――」

答えは「イエス」だが、その結論がすんなりと出たわけではない。取材を深めるほどに帯津医師への信頼も深くなっていったが、一方で違和感がなかったわけでもない。ほかならぬ「死後の世界」に対してである。帯津医師の「三百億年循環」説は、一見突拍子もない飛躍した考えに見えるが、氏が場の考察から導き出した論理に支えられている。そして、場の考察へ帯津医師を向かわせたのは、医療の理想を求める志である。

それを理解しているつもりだったが、にもかかわらず私は、帯津医師の語る死後の世界に違和感があった。というより、死後の世界などないと思っていた。人間が死ぬということは肉体が滅びること、肉体が滅びれば、同時に精神も消滅する。死ねば火葬され、骨と灰だけになる。すべてが消滅して無に帰す、それが死――いまの平均的日本人の死に対する感覚がこれだろうが、私も同じようなものだった。死後の世界は目に見えない。見えるものしか信じないという現代科学主義にどっぷりつかっているともいえるが、私の場合、それとも少し違うように思う。死に対するイメージがいびつなのだ。

死という言葉に触れて、私には反射的に浮かんでくる光景がある。ずいぶん昔の話だが、昭和四十一（一九六六）年三月四日、カナダ太平洋航空機が羽田空港で着陸に失敗、機体が炎上し、六十四人が亡くなった。その翌日、BOAC機が富士山中に墜落炎上し、乗員・乗客百二十人が全員死亡した。当時、週刊誌記者二年目の私は両方の取材をした。羽田空港のとき、社が比較的近かったこともあり、濃霧の滑走路を走って現場に駆けつけたときは、死体がごろごろ転がっていた。体の半分だけが焼け焦げた死体や、片腕を上に伸ばしたまま硬直した死体だった。

翌日、遺族の取材に走りまわっていた私は、今度は富士山行きを命じられた。二日間泊まり込みで取材した。捜索本部には棺がずらりと並び、遺体確認のため、棺のフタは開けられたままだった。羽田とは違い、日本人なのか外国人なのかはおろか、男なのか女なのか、大人なのか子供なのかも判別できない、黒焦げの塊りがドライアイスとともに棺の中に入れられていた。死体というより、黒焦げのただの物体だった。その傍で、炊き出しの握り飯を頬張りながら二日間を過ごした。

羽田空港の死体も富士山のそれも、四十年近くたったいまでもありありと思い出せるほど、強烈な光景だった。この事故取材からしばらくして、私は記者をやめた。数多くの無惨な死体を目にして無常を感じたゆえ、などと言うとカッコよすぎるが、そんな気分がいくらかあったことは事実だ。二十三歳の私が見たのは「死体」であって「死」ではなかったが、死とは、そういう一切を無に帰してしまう圧倒的なもの、その時点ですべてを断ち切る暴力的なものというイメージがこびりついてしまったように思う。死後の世界への思惑など入る余地もない。ときたま死を考えることがあっても、瞬間の肉体的苦痛を想像し、その苦痛が死そのものとしか思えなかった。

それが今度の取材を通じて、死ぬことの意味が私の中で少しずつ変わってきた。多くの人たちの生と死のありようを見てきたためだろう。「ガンになったから生きていられる」と手紙に記す山本富美子さん、「ガンになってよかった」ときっぱり言い切る中野弘恵さん。私は、人間というものは基本的に変わることができないと思い込んでいたが、死を意識したうえでこんなにも強くなれることを知った。同時に、「ありがとう」という言葉をいくつもいくつも日記に書き並べて亡くなった小林幸子さん、死が迫っていることを自覚し、「オレ、この病院を選んでよかったよ」と呟いた宮崎二郎さん。人間にとって死は、息絶える瞬間ではなく、そのプロセスにこそ意味があると教えてもらったように思う。

そして、これらの生と死の真ん中に立っているのが帯津良一医師である。その帯津医師のつぎの言葉が、取材も終わり近くなってようやく納得できるようになった。

「生があるからこそ死が訪れ、死があるからこそ、生が輝く。両者ともに直視せずして、生命の実像は見えてきません」(『気功的人間になりませんか』)

取材中に還暦を過ぎ、人間いつかは必ず死ぬという理不尽な真実が、わが身のこととして実感されるようになってきた。死によって、自分がこの世から消滅することへの言葉にならない不安、不条理感は消えないが、祖父母、両親と順送りになるのが定めと思えば、なんとか折り合いをつけられそうな気がする。問題は、どんな死に方をするかということだ。帯津医師は「生きているうちにエネルギーをたくわえ、肉体の消滅後、百五十億年のいのちの旅をする」と語る。死後の世界に託して、むしろ生き方を説いているのだ。

死を避け得ないものとして自覚したとき、自分がこの世に生きた証を自分自身でたしかめる時間を持つ。そういう死に方でありたいと思う。先ほどの飛行機事故などは問答無用だが、ガンという病には、程度の差はあっても、その考える時間が与えられる。いつか死ぬならガン死も悪くない、そう思えるようになってきた。死後の世界をまだ素直に信じる心境にはなれないが、流されるように過ぎてきた自分のこれまでを考えると、「もしかしたらオレは、ガンを告知されてから本当に生きるのかもしれない」、そうも思うようになった。

帯津医師が座右の書のひとつとして、著書にしばしば言及する本がある。ニューヨークタイムズの名書評家として活躍したアナトール・ブロイヤードの『癌とたわむれて』(宮下嶺夫訳、晶文社刊)である。六十九歳のとき、前立腺ガンを告知されたブロイヤードは、なぜか心の高揚を覚える。その瞬間から「私は新しい人間になった」というブロイヤードは、一年余りのちの死まで、自らに施される治療を克明に記録しながら、生と死をくもりない目でみつめる。病をわがものとした秀逸な文章が、そこに綴られている。

「時間はもはや無害退屈なものではなくなった。なにものも、もはや、さり気ないものではなくなった。生きること自体に締切りがあるのだ。――わたしが取り組んでいた本と同じなのだ」
「病気であること、死にいくこと。これは、主として、かなりの程度まで、スタイルの問題だ。わたしは、病気の人たち――そして人間いつかは病気になる――に次のことをいいたい。病気になり死に瀕したからといって、自分のなじんできた世界の終わりではない。自分自身でありつづけることはできる（たぶんこれまで以上にそうでさえある）」

死を前にして、こういう心境に達することは容易ではないだろう。死から目をそらさず、しかし、いま生きているという現実にしっかり足を踏まえないかぎり、「自分自身でありつづけること」はできない。それができれば、「これまで以上に自分自身でありつづけること」もできるかもしれない。日々、流されて生きている健常人にではなく、ガン患者に与えられた特権がこれではないだろうか。

帯津三敬病院にかかっている標語、「今日より良い明日を」、その本当に意味するところも、そこにあると私は思う。

付章　帯津三敬病院の治療法

漢方薬治療

帯津三敬病院では、実際にどんなガン治療が行なわれているのか、この章ではそれを見ていく。もっとも、すべての治療法に触れる余裕がないので、主なものだけを、担当者のプロフィールとともに取り上げたい。

まず漢方薬だが、前述したように中日友好医院副院長の李岩医師の指導によってスタートした。李医師は何度かにわたって来日し、帯津三敬病院におけるガンの漢方薬治療の基礎を築いた。その後、上海中医薬大学の邱佳信教授、中日友好医院薬剤部の専門医などが来日し、その指導によって漢方薬治療の臨床経験の幅が大きく広がった。

漢方薬の処方は、いうまでもなく中国医学独自の診断にもとづいて行なわれる。それについて、帯津医師はこう解説している。

「(中国の)治療医学では、そのような体の状態を独特の方法で診断し、これを是正するような治療を行ないます。これを弁証論治といいます。／弁証の基本となる情報を得るために望・聞・問・切、いわゆる四診をおこないます。

望診は観ることです。視診ともいいます。病人の神色・動態・体表各部・舌質舌苔・大小便やその他の分泌物などを観察します。神色とは表情や色つや、目のかがやきなど外部にあらわれた、その人の生命のエネルギーをひとまとめにしたものです。舌質は舌体ともいい、舌そのもののことで、形とか色とか湿り具合などを見ます。舌苔は舌面上にある苔のことです。／聞診は声を聞いたり臭いをかぐことです。声の大きさ、質、口臭・体臭などで判断します。／問診は病人自身あるいは付添いの人から、症状やこれまでの経過について聞き出すことです。／切診は指先で病人の体に触れて判断する方法で、撓骨動脈の、いわゆる脈に触れる脈診と、その他の部位に触れる触診があります。

これらの四診によって得られた情報を総合して、中国医学的な総合診断に至ることを弁証といいます。病人の状態をある証に弁別するという意味です。そして、その弁証にしたがって治療法を決定することを論治といい、併せて弁証論治といいます」（『〈いのち〉の場と医療』）

つまり、患者の証を判断し、さまざまな生薬を組み合わせて処方する。この中国医学の診断法では、当然、診察する医師の主観が入る。そのため、医師によって処方する漢方薬が異なり、効果にもバラつきが生じる。抗ガン剤も個人差はあるが、A患者に効いたものはB患者にも効くという再現性が保たれている。その再現性に乏しいのが漢方薬の難点だが、証がぴたりと合えば、抗ガン剤を上回る効果を示すこともある。

帯津三敬病院でも、そういう例がある。

「喉頭ガンの患者さんです。肝臓に再発して、漢方薬で治らないかといって私の病院にやってきました。お腹を触ってもわかりますし、超音波検査では一センチから二センチの転移性のがんが肝臓に多発しています。漢方薬を処方して三ヵ月後、あれほどこりこりとふれた肝臓がお腹の上からはわかりません。あわててCT検査をしてみると転移巣のがんはきれいに消失しています。あれほど累々とあったのが一つもありません。別人のような肝臓です。／漢方薬を処方した担当医も信じられないといった表情です」（『〈いのち〉の場と医療』）

他にも、舌ガンが肺に転移した患者が、がんセンターで勧められた手術を拒否、帯津三敬病院での漢方薬（エキス剤）と健康食品だけを服用した。一年後、腫瘍は鶏卵大にまで大きくなったが、「その二ヵ月後写真を見てあっと言ってしまいました。腫瘍がほとんど消えています。もちろんすっかりというわけではありませんが痕跡程度といっていいほどです。また小躍りです。先のことはわかりません。しかし、このように、少しずつ着実に進行していって、ある時ぱっと消えた例ははじめてではありません。しかも同じように治療法はほとんど変えないでです」（同書）

ただ、前述したように同じ処方が他の患者にも同じ効果を示さないのが、漢方薬の限界ともいえるが、帯津医師はこう明言する。

「西洋医学の医師で、ガンに漢方薬など効かないと決めつける人が多いですね。漢方薬について勉強したり、実際に試したうえでそういうのなら納得しますが、決めつける医師にかぎって、なにも勉強してないんです。漢方薬にかぎらず、中国医学は体全体の秩序の乱れを正すことで治療しますが、これまでの自分自身の経験、中国での実情を見た経験からいって、漢方薬がガンに効かないとは、絶対にいえないと思います」

ちなみに、ガンに対する漢方薬の組み合わせについて、中国の専門医の例が前出書の『ガンを治す大事典』に詳しく紹介されている。関心のある方は参照されたい。

鍼灸・医療気功

帯津良一名誉院長が「気功の申し子」と呼ぶのが、同病院の鵜沼宏樹鍼灸師である。鳥取県の高校を卒業後、中国医学を学ぶため北京中医学院（現・北京中医薬大学）に留学した鵜沼氏は、漢方、気功、鍼灸を習得し、卒業後、北京の病院に勤務。九年間の中国生活を終えて帰国し、日本で鍼灸・指圧師の資格を取得、九四年、帯津三敬病院に就職した。留学中、中国各地を訪ねては著名な気功医師や太極拳家に師事し、多くの功法を修得、申し子と呼ばれるゆえんである。

鵜沼氏は病院で、鍼灸による治療と気功の指導にあたっているが、自らの著書の中で、漢方（薬）、鍼灸、気功の関係について分かりやすくこう述べている。

「漢方は、弁証という中国的な見立てにより、患者の病態をいくつかのタイプに分けます。そのタイプによって治療方針が決定し、処方の組み立てに入ります。組み立ては、治療方針に合わせて、一つ一つの生薬の作用を基に全体のまとまりが良く、さらに効果的になるように組み合わせます。

鍼灸の場合も大体同じですが、最後の処方の部分が生薬ではなくツボの組み合わせになります。それがどの臓腑の病気か、病巣がどの経路上にあるのかを考え、一つ一つのツボの作用を考慮しながら処方を決めます。漢方も鍼灸も大きく分けると『扶正《ふせい》』と『祛邪《きよじや》』、いいかえると『体が元気になる手助けをする』のと『悪いものを叩きに行く』という二通りのやり方になります。

気功には、細やかな弁証はありませんが、『扶正祛邪』という原則では、漢方、鍼灸と共通します。多くの功法が、外から精気を取り入れながら、内側の濁気を外に排出するというシナリオに沿って作られています」（『医療気功』春秋社刊）

まず、鍼灸のガン治療での役割について、鵜沼氏はこう語る。

「一番の特徴は、手術後の後遺症、たとえば痛みや発熱、便秘、尿閉、しびれなどの症状を軽減するのに効果があることです。例をあげれば、大腸ガンの患者さんで尿意便意がない人がいました。足首の回りや尾底骨などのツボに四回鍼を打つと、便意が戻って退院されたんです。ただ、尿については、便所へ行くまでにもらしてしまう状態が続き、外来で三回治療すると、正常に戻りました。また、乳ガンの術後、目に神経麻痺が起きた患者さん。大学病院でも原因不明でしたが、私のところで、目の回りのツボにチタンの粒を張ってみると、二日で症状が消えました」

術後の後遺症だけでなく、鍼灸には、ガンそのものに効果はないのだろうか。

「足の裏、足首回り、手首回りのツボは、使い方によって抗腫瘍性の効果もあります。私の感覚では、汚れた血をきれいにして流れやすくする作用によるものと思いますね」

足の裏のツボを刺激するものとして、帯津三敬病院では独自の「ビワ葉温灸」が行なわれている。これは、帯津医師と台湾の呉長新医師との出会いから始まった。呉医師は足の裏の三箇所のツボ（癌根点）を、胃ガンは癌根点1、肺ガンなら2というふうに臓器別に定め、ここに温熱灸棒を当て施術していた。痛みの緩和だけでなく、抗腫瘍効果もあると聞き、それを応用して始めたのがビワ葉温灸だ。これはツボにビワの葉の表側を当て、その上に和紙を一枚当て、さらにその上から棒灸で施術する。灸の効果と指圧効果に加え、ビワの葉が熱せられることによって、葉に含まれているアミグダリンという抗ガン性を持つ成分が蒸発して、皮膚から吸収される。このビワ葉温灸は専門家でなくとも、あらかじめツボを定めておいてもらえば、自分自身で、あるいは患者同士、家族でもできるという利点があり、帯津三敬病院の人気療法のひとつである。現在は、ビワの葉のエキスを皮膚から吸収させる器具も開発されている。

つぎに気功だが、気功の定義や歴史について知りたい方は、前出の鵜沼氏の著書を一読されたい。ここでは、帯津三敬病院で実践されているもののみについて見ておく。

気功は武術気功（硬気功）と医療気功（軟気功）に大別されるが、医療気功はさらに、内気功と外気功とに分かれる。内気功とは自分で行なうもので、各地のカルチャーセンターなどで指導されている一般的な気功法である。この内気功も、体の動きの小さい静功と動きの大きい動功に分けられる。それぞれ数多くの功法があるが、医療気功に共通するのは調身（緊張を取り除き、体をととのえる）、調息（呼吸をととのえる）、調心（雑念を取り払って、心の安静をはかる）の三つである。帯津三敬病院で行なわれている内気功には、放松功、保健功、智能功、郭林新気功、外丹功、楊名時太極拳、調和道丹田呼吸法などがある。たとえば放松功は静功の基本で、座位あるいは臥位の姿勢で順を追って体の各部に意識を集中させ、その部位を弛緩させていく。動功の基本である保健功は、古典的気功の八段錦をもとに上海気功研究所で編みだしたもので、腕を腹部に当てたり上に伸ばしたりする十の動作からなっている。

外丹功は、中国のそれをもとに、病状の厳しい患者でも練習できるよう、鵜沼氏が組み立て直したもの。「外丹功のテーマは、自分と外界との気の交流であり、それは小宇宙と大宇宙のより深い融合でもあります。その意義というと、秩序性の低い自分が、秩序性のはるかに高い大宇宙と気の交流をすることで自分の秩序が高められ、その結果、健康が回復するということです」（『医療気功』）。外丹功には「動から静へ」という原則があり、最初ツボを叩いたりして気の通り道をきれいにし、気のボールを使いながら気感を充実させ、最後は瞑想のような静止状態になる。

これらの気功は、病院の道場で行なわれるが、病状によって道場へ行くことができない患者は、ベッドサイドのテレビで気功講座を見ながら練習できるようになっている。

さて、これらの気功の効果だが、帯津三敬病院では、開院五年目にある調査を行なっている。入院ガン患者百三十七名が対象で、気功に対する取り組み度合いによる生存率を調べた。

①気功を積極的に行なった人……九三％
②どちかというと真面目に行なった人……七七％
③あまり真面目に行なわなかった人……四七％
④気功も呼吸法も行なわなかった人……生存者なし

ガンの進行度や漢方薬などとの関わりが明確でないため、正確なデータとはいえないが、それにしても、気功を積極的に行なった人と、まったく行なわなかった人の開きには、ある程度の説得力はある。ちなみに、漢方薬や気功だけでなく、各種代替療法を取り入れるようになってからは、どの治療法が効果があったのか推定できないため、この種の統計調査はいっさい行なっていない。気功の効果について、鵜沼氏はこう記している。

「中国では、気功の臨床効果を証明するために、いろいろな実験が行なわれています。その中で自然治癒力に関する研究としては、体液性免疫の活性化、あるいは細胞性免疫の活性化、そして血液循環の改善、ホルモン分泌量とそれらの比率というような角度から測定されています。

発表されている多くの論文が（気功）練習前と後を比較し、練習後のほうが良い状態であるという数値を示しています。特に癌患者を対象にした実験では、徐荷分のものが有名で、体液性免疫、細胞性免疫の両方の機能が高まるという結果を発表しています。また、胡学濂らは、気功の練習によって、癌の抑制に特に有効に働くといわれるナチュラルキラー細胞のＮＫ活性が高まるというデータを提出しています」（『医療気功』）

また帯津三敬病院では、外気功も行なっている。外気功とは、気功師が手の指や手のひら、あるいは眼や眉間から気を発したり、ただ想念だけを用いて、受け手に影響をおよぼし治療しようとするもの。鵜沼氏は「外気功というと、手をかざしたり、念じたりと独特の雰囲気をかもし出し、なんとなく宗教的な匂いを漂わせるところがあるため、うさんくさく見られる面が確かにあります。見えない領域を扱うため、いかがわしい輩が金銭的なトラブルを起こすケースを、私は中国でも日本でも見聞きしてきましたよ」と語る。

では、外気功は効果がないのかというと、帯津医師はこう書いている。「外気功によって、末期ガンによる疼痛が緩和されたり、腸閉塞が軽快したりすることは私自身も何度も経験しています」(『ガンを治す大事典』)。だが、その帯津医師もさすがに、外気功を治療法としてかかげることをためらっていた。導入を決めたのは、鵜沼氏が病院へ入ってきてからである。鵜沼氏はこう述べている。

「私の場合は、最初の外気功の先生が衛生部(注・中国の厚生省にあたる)直轄の病院の医師である張宇さんでしたので、張宇さんやその師匠である趙光さんの臨床現場での活動を通して、それがいかに患者さんに支持されているかを知っていました。また、先生方が参加した、外気功による動物実験のデータや慢性肝炎および心筋炎の患者さんについての観察データを見せられていましたから、非常に素直に外気功に取り組むことができました」

鵜沼氏の行なう外気功によって、たとえば胃ガン患者で、術後食べものが喉を通らない、飲み込めないという後遺症に悩んでいたのが、二回の治療で術前の普通の状態に戻るなどの効果が表れている。現在では、他の治療法と組み合わせて実践する戦術のひとつとして、帯津三敬病院で定着している。

食事療法

「医食同源」といわれるように、中国医学では病気の予防や治療に食事が重要視されている。帯津三敬病院が治療の柱のひとつに食養生を取り入れたことは、前述したとおりだ。最初に漢方粥（薬粥）を病院食として提供するようになり、やがて玄米菜食が加わった。さまざまな試行錯誤の結果、漢方粥は現在、以下の九種類のメニューに定着している。参考までにそれぞれの名称と効能を記す

「枸杞子粥」　先天性虚弱、栄養不良、性生活の不摂生、老化などによる腎機能の低下を正常に戻す作用あり、滋養強壮の効果。

「山芋粥」　山芋は消化器系および呼吸器系の機能を活発にするとともに、強壮作用があり、下痢、咳、遺精、頻尿、糖尿病などを癒す。従って、料理全体としては呼吸器系、消化器系そして腎の機能低下を回復させ、水液代謝障害にまつわる諸症状を改善する。

「蓮根粥」　蓮根は胃腸の消化吸収機能を強化して、下痢などを抑える。熱をさまし、口の渇きを癒す効果がある。また、血液の循環を円滑にすることで精神を安定させ、アルコールなどによる中毒症状を改善する働きもある。

「小豆粥」　利尿、解毒、消炎の作用があるので腎臓病、糖尿病、心臓病、肥満に効く。

「百合根粥」　精神を安定させる。肺ガン、気管支などに潤いを与えて、咳を鎮める。消化器系の機能を高める作用がある。

「八宝粥」　豆類など八種類の素材を使う。赤小豆はアズキのことで、利尿、解毒、消炎作用があるので腎臓病、糖尿病、心臓病、肥満に効く。緑豆はブンドウとも呼ばれ、解熱と利尿作用がある。飯豆はササゲのことで、消化を助ける作用があるので内臓の衰えを回復させる。黄豆はダイズのことで高血圧、動脈硬化、肥満などの予防薬。偏豆はサヤインゲンのことで、消化を助け利尿作用があるので慢性の下痢によいとされている。菜豆はインゲンのことで熱をさまし、鎮痛作用がある。

「緑豆粥」　熱を下げ、発熱に伴う炎症を鎮めると同時に、水液代謝を活発にして余分な水分を除く働きがある。従って料理全体としては、夏季の暑気払いや、皮膚病の予防治療に効果がある。

「はと麦粥」　はと麦は排尿、排膿を促し、体内によどむ不要な水分を除くことで、体が湿状態におかれて生じた熱を下げる。また、消化器系の機能を高め、下痢などを癒す。従ってこの粥は、体内の水液代謝を促進し、水液のうっ滞にかかる諸症状を改善する働きがある。

以上だが、これらの漢方粥を試してみたい方は、帯津良一医師と幕内秀夫管理栄養士の共著による『癒しの食事学』（東洋経済新報社刊）に、詳しいレシピが記載されているので、参考にしていただきたい。

この病院食のほか、帯津三敬病院では外来患者を対象にした食事指導も行なっている。これを担当しているのが、いま名前の出た幕内秀夫氏である。また、入院患者が退院後、ガンの再発予防のためには食生活を改善する必要があり、この指導も幕内氏が行なう。

ご存じの方も多いだろうが、幕内氏は『粗食のすすめ』『粗食のすすめ　実践マニュアル』『粗食のすすめ　レシピ集』などのベストセラー書の著者としても知られる。『粗食のすすめ』が出版されたのは九五年、それまでの栄養学の常識をくつがえす、画期的な食生活改善の指導書として大きな反響を呼んだ。この本には、九一年から行なってきた帯津三敬病院での指導経験も反映されているが、幕内氏が画期的な視点をつちかった過程がユニークで、それを簡単にたどってみたい。

東京農業大学栄養学科の学生だった幕内青年は、医療従事者としての栄養士をめざしていた。だが、大学病院での実習の際、栄養士は事務職、賄いの仕事に近いことを実感させられた。失望して休学した幕内青年は、ひとり鹿児島から北海道までの徒歩旅行に出た。各地の農家などに泊めてもらいながらのこの旅で、幕内青年は、各地方でまったく異なる食生活が営まれていることを身をもって知った。大学の授業で教えられた「できるだけ多くの食品をバランスよく食べることが理想」という考えに疑問をいだいた。のちに「FOODは風土」という独自の発想を得る原点の経験が、その日本縦断の旅だった。

そして、もうひとつの原点となったのが、ある長寿村との出会いだった。

「卒業して二年目です。朝日新聞の『滅びゆく長寿村』という記事に出会います。その長寿村というのは、山梨県の棡原です。記事を見て、実際に行ってみたんですが、棡原というのは山深い場所にあります。ほとんど水田がないため、米がとれず、麦飯、ほうとう、いも類などを主食として、野菜類を食べてきた。ほとんど、自給自足に近い食生活をしていたわけです。/ところが、戦後、道路が整備され、町との流通が容易になり、食生活は急激に変化します。牛乳、乳製品、肉類、油脂類などが急激に増加します。/その結果、従来の食生活をしてきた高齢者は元気に暮らし、若い世代の慢性病が増加することになったわけです」（前掲書『癒しの食事学』）

棡原村が象徴するような現象は、日本中で起きていた。日本人全体の食生活への警鐘でもあった。これは若き幕内氏にとって、強烈な経験だった。自分の受けた栄養教育が一挙に崩れてしまった。以後、さまざまな民間食療法を訪ね歩いたり、各地の病院で勤務したりしながら、理想の食生活、あるべき食事療法を追い求めた。そうして、たどりついたのが「土産土法」という理念であった。その土地でその季節にとれるもの（土産）を、昔からその土地に伝わる調理法（土法）で食べること。さらに、米食を中心とした日本の伝統食の再評価である。

この考えを、最初の本『体によい食事ダメな食事——伝統食に学べ』（風濤社）にまとめた。その翌年、帯津医師と出会い、病院での食事指導を担当することになった。当時、ガン患者の食事指導を専門に行なう栄養士はほとんどいなかった。もちろん、大病院には栄養士がおり、たとえば食道ガンや胃ガンの手術をした人には食事指導をしていた。しかし、それは危険回避のためのもので、病気を治すとか再発予防とかの観点はなかった。

「帯津三敬病院の場合、他の病院で手術を受けたあと、漢方や食事指導を求めて来る患者さんが多いんです。たとえば乳ガンは食生活が非常に大事なんですが、私が担当した何千人もの乳ガン患者さんで、前の病院で食事指導を受けた人は一人もいませんでしたね」

幕内氏が語るこの事情は、現在もあまり変わらない。再発の不安にかられた患者は、食生活を変えたいと思うが、どうすればいいか分からない。本屋へ行くと、「○○を食べてガンを治す」式の本がずらりと並んでいるが、どれも極端に教条主義的なものだったり、正反対なことを主張したりしており、読めば読むほど分からなくなる。そんな中、幕内氏の本がつぎつぎにベストセラーになったのは、それが実際に数多くの患者を見てきたうえでの、具体的な食生活改善の提案だったからにほかならない。

幕内氏の食事指導は、一回が約一時間。最初のとき、「この三日間、どんなものを食べたか」を患者に書いてもらう。それをもとに、その人にふさわしい食事を指導するのだが、最も多いのが「三十代、四十代の乳ガン患者さんで、子供二人の専業主婦」。そして、その患者たちの七、八割は同じ食事のパターンだという。「朝はパン、ヨーグルト、サラダ、コーヒー。昼はパスタ類かサンドイッチ、三時にまんじゅうかケーキを食べ、夕食が唯一、ご飯の食事」。本人たちは「バランスのとれたいい食事」と思い込んでいるが、幕内氏によると「最もダメな食事」になる。

その理由について、ここで記すと長くなるので、幕内氏の著書を読んでいただきたい。そういう患者に幕内氏が提案するのは「朝食から、ご飯、味噌汁、漬物の和食」である。そのご飯も玄米から、三分搗き・五分搗き・七分搗き・白米とあり、その人によってふさわしいものを指導する。また、調味料も添加物の入っていない自然のものを勧める。

幕内氏の食事指導の特徴は、患者の家族状況や仕事、家計などを考慮したうえで提案することだ。患者にとって負担になる食生活を提案したのでは、長続きしないばかりか、それを守ろうとして家族間でトラブルが起きたりし、患者にストレスになるからだ。実行がやさしく、しかも具体的なレシピまで提案する氏の食事指導は好評であり、帯津医師も全面的に信頼をよせている。

心理療法

前にも少し触れたように、帯津三敬病院でガン患者に対する心理療法がスタートしたのは一九八九年だった。当時の医学界におけるガン患者に対する心の面でのアプローチを見てみると、研究では精神腫瘍学についいで、精神と免疫の関係を研究する精神神経免疫学という新しい領域も生まれていた。

一方、臨床の場でも、神戸市の河野胃腸科外科院長の河野博臣医師は、早くからグループ・イメージ療法を取り入れ、八三年には、ガン患者のセルフ・ケアのグループとして「いずみの会」を発足させている。また、岡山県倉敷市の柴田病院の伊丹仁朗医師は、ガンの心身医学的治療に取り組み「生きがい療法」を開発。その実践として八七年に、ガン患者七人（うち女性三人）がスイスのモンブラン登頂に挑戦、全員が登頂に成功し、大きな話題を呼んだ。

これらの先駆的な試みに続き、初めて本格的な心理療法チームを病院内につくったのが帯津三敬病院であった。チームのメンバーは、心療内科医の降矢医師と、二人の心理療法士、スーパーバイザーとして臨床心理学者の近藤裕氏が加わった。近藤氏は、ガンのイメージ療法として世界的に有名なサイモントン療法を日本に初めて紹介した人物である。

心理療法士のうちの一人、菅原はるみさんは、七〇年代にアメリカ・バトラー大学大学院でイメージ療法を学び、インディアナ州認定カウンセラーとなった。帰国後、日本ホリスティック医学協会の理事を務めていた折り、帯津医師からチーム入りを依頼されたのだ。その菅原さんが当時をこう回想する。

「初めのうちはサイモントン療法を中心にやってましたが、いろいろ大変でした。なにしろ患者さんが、心理療法というものをまだ理解してませんでしたからね」

サイモントン療法は、アメリカのガン臨床医であるカール・サイモントン博士によって開発されたもので、心身の緊張を解くリラクゼーション法と、自分のなかのガン細胞をリンパ球が攻撃するイメージ法からなる。ガン細胞をリンパ球が殺してしまうイメージを描くことで、患者の免疫力を活性化しようというものである。このサイモントン療法は世界的に有名になり、一時はガン・イメージ療法の代名詞のようにもなったが、その後、開発者のサイモントン博士は、東洋的なガンとの共生という方向に転じている。

帯津三敬病院の心理療法も、初期のサイモントン療法から脱却して、さまざまな療法を導入していった。九〇年代に入って「癒し」「自然治癒力」「免疫力」などの言葉が広く普及したことで気功が認知されたように、心理療法もガン治療の戦術のひとつとして定着した。

現在では、イメージ療法を中心に、心理カウンセリング、音楽療法、リラックス・アートセラピー（絵画療法）が治療プログラムに取り入れられている。イメージ療法はグループ療法が中心で、これに参加できない患者には個別に行なわれる。また、〇一年から、患者の家族のためのイメージ療法も行なわれるようになった。これは山田婦長の提案によって実現したが、ガン治療を「患者・家族・医療者による場の営み」としてとらえるこの病院ならではのものといえる。現在、これを担当しているのが菅原さんである。

その菅原さんは、著書『こころの甲羅をはずしませんか』（日本教文社刊）の中で、イメージ療法の具体的方法をこう述べている。

「①楽な姿勢で、深呼吸をつづけます。／②息を吐くときに、からだの緊張しているところが、ゆるんで楽になっていく感覚を味わいます。／③じゅうぶんリラックスしてから、光輝く一本の大木をイメージしてください。この大木は、大地に根ざし、まっすぐに天に向かって伸びている大木です。できるだけありありと、その大木が、必要なものを大地と天から吸いとり、不必要なものを大地と天に返しているところをイメージします。／④風が吹いてきて、葉や細い枝がゆれています。風に吹かれて、枯れた葉や不必要なものが落とされ、そのあとから、イキイキとした緑の葉が芽吹いてくるのがわかります。／⑤「イキイキとして満ち足りている」ということばを繰り返します。／⑥もういちど、深い呼吸をし、ストレッチをして目覚めましょう」

これは自分で行なうイメージ法の基本パターンで、帯津三敬病院の道場で行なわれるグループ療法の場合、患者たちは畳の上に楽な姿勢で寝て、心理療法士が言葉で誘導していく。また、ここちよい音楽もBGMとして使われる。呼吸のコントロールによって体と心の緊張をほぐしたあと、リラクゼーション状態を保ちながら、やはり心理療法士の言葉に導かれ、患者がいだいている否定的なイメージを肯定的なイメージに転換していく。

これによって免疫細胞を活性化させ、治療効果を高める。欧米の進んだ病院では、抗ガン剤の治療や手術を受ける前にイメージ療法を行ない、副作用の緩和や手術に対する恐怖をコントロールする方法も取り入れられているという。また、帯津三敬病院の患者の家族のためのイメージ療法も、基本的には患者に対するものと同じで、呼吸とイメージによって心身のストレスを取り除く。

ガンのイメージ療法にはターミナルケアの側面もある。つまり、末期ガン患者を対象にする場合で、その一例を菅原さんが専門誌『ターミナルケア』（二〇〇〇年十月号、三輪書店発行）に執筆しており、長くなるが引用させていただく。

「余命1ヵ月といわれて帯津三敬病院に転院してきた50代後半の肺がんの女性。筆者は週1回ずつ、計28回の面接を施行。初回のイメージ療法で（呼吸法やリラクゼーション法などを行なって）十分リラックスしたところで、過去に行ったことのある美しい風景の中での楽しい場面をイメージしてもらったときのことです。ずっと持続していた緊張が一気にほぐれたためでしょうか、『イメージどころではない』と号泣されました。実はその方は発病4ヵ月前にひとり息子を不慮の事故で亡くし、楽しい記憶をたどろうとすると息子さんのことばかりが思い出されていたのでした。

その後、胸の奥に秘められていたやり場のない喪失感情を折りにふれて表出してもらいました。『息子とともに死んでしまいたかった』という思いを口にしたかと思うと、『身を粉にして働いてきて、これから老後を楽しもうとしていた矢先に、なぜ』と、病気になったいらだちや怒りを周囲にぶつけていた時期もありました。リラクゼーション法やイメージ療法とともに、そうした怒りの感情も面接時に表出することを奨励しつづけました。ときには、家族が揃ったときにも感情表出をうながし、できるだけ感情をためこまないように話し合うこともありました。

やがて、痛みに襲われるたびに、深い呼吸をしながら痛みと対話し、それを手放すイメージ法を描けるようになると、かなりの痛みもコントロールが可能になっていきました。夜中でも、ひとりで痛みや不安、恐怖の感情をイメージ法を利用して手放すようになっていきました。『気持ちが楽になると痛みもずいぶんほぐれる』と話されたのは、10回目の面接のときでした。

そのころから、『自分が激しい痛みに襲われて死んでいく恐怖のイメージ』が少しずつやわらいでいき、『病気になってみんなに迷惑をかけている自分を責める気持ち』も軽減しはじめました。『庭の草むしりをすると気持ちがすっとするから、からだの中の病気や痛みを雑草に見立てて、イメージの中で草むしりをしています』、『長年の心配性もイメージの中で捨ててしまいました』などと、笑いながら話してくる余裕が生まれ、ご自分でイメージの力をさまざまに応用していきました。

その後、『光に包まれて安心しているイメージ』が頻繁に現れるようになり、一時は肺の影が小さくなったこともありました。イメージ療法を日課にしながら、『一瞬一瞬、生かされている』という実感を深めていくこともできました。『生まれてはじめて、先のことを心配しないで生きているという実感を味わっています』といわれたその方の笑顔は実に美しく、それまで『怒られるから』と近づくことを敬遠していた若いナースたちも、『そばにいるだけで癒される』というほどの変容ぶりでした。

折りにふれて『もしものときは……』という話が出てきたころ、『やはり息子の眠るふるさとの地に戻りたい』と希望されるようになり、転院してから8カ月後に故郷のホスピスに移る決心をしました。『穏やかな生』を実感して『安らかな死』を受け入れる準備をしながら、その半年後に静かな最期を迎えられたということです。

その8カ月の入院生活は、『人は変わることができる、だれもが死を受容することは可能なのだ』ということを、周囲にあらためて自覚させてくれたのでした」

イメージ療法の真価を見るようなプロセスである。

SAT療法

宮崎二郎さんと真野明子さんの箇所で登場したSAT療法とは、正式にはStructured Association Technique「構造化されたイメージ連想療法」という心理療法の一種である。

このSAT療法を開発した筑波大学大学院人間総合科学研究科の宗像恒次教授は、これまでPTSD（心的外傷後ストレス障害）やうつ病など、心の問題を免疫やホルモンとの関係から研究してきた。その宗像教授がガンの遺伝子研究に取り組み始めたのは、「ヒト・レニン遺伝子」解読で知られる村上和雄筑波大学名誉教授の影響だった。村上名誉教授は「遺伝子の構造を変えることはできないが、眠っているオフ状態の遺伝子の力を引き出すことは可能」という「遺伝子のオン・オフ」理論を提唱しており、それにに触発された宗像教授はガンの正常化遺伝子に着目した。

「初期段階のガンが、リンパ球の一部のTキラー細胞やNK細胞によって破壊されることはよく知られています。また、P53とかRUNX3と呼ばれるガン抑制遺伝子は、ガン細胞の分裂を停止したり、ガンを自滅させる働きがあることもわかっています。逆にいえばガンは、そういう免疫が抑制され、ガン正常化遺伝子が発現不全になっている病気ともいえます。じゃ、どうしたら免疫を活性化し、ガン正常化遺伝子を発現させることができるか、と考えたわけです」

宗像教授はそれまでの研究で、患者の心のあり方によって免疫細胞の働きが上下することを経験しており、ガン患者の場合も、ガン正常化遺伝子の発現を阻害しているのは、患者の性格や生き方にあると考えた。

「アメリカの心理学者テモショックは、ガン患者に共通する性格を『タイプC』と呼んでいます。自分を極端に制御し、自分の怒りや不安を素直に表現できないタイプですね。中には、自分の感情をほとんど認知できない人もいて、いわゆる感情認知困難度の高いパーソナリティです。こういう性格はストレスがたまりやすく、それがガン遺伝子を増大させ、ガンになりやすいわけです。同時に、ストレスによってガン正常化遺伝子の発現が阻害され、ストレスホルモンも増えて免疫が落ちますから、治療がよけい困難になるんですね」

そういう患者の中で眠っているガン正常化遺伝子を動き出させるため、宗像教授が独自に開発したのがイメージ連想療法SAT。宗像教授によれば、ガン患者には潜在的に死に対する恐怖感や悲嘆感があり、それは両親から伝わっている。そこで、退行催眠という独特なイメージ連想法によって、まず原因イメージに気づかせる。そのイメージを再学習して、治療イメージを作り、それをイメージ脚本として、自分の本当の気持ちに素直に生き、ゆるぎのない愛を得る生き方を促すという療法である。

このSAT療法と帯津三敬病院の出会いは偶然だった。シンガポールである国際学会が開かれ、そこに帯津医師と宗像教授がともに出席していたのだ。宗像教授の話を聞いた帯津医師は大いに関心を示した。帰国後、村上名誉教授と宗像教授が病院へ赴き、患者たちを前に説明し、「これから実際に治験をやってみたいのですが、ボランティアとして協力してくれる方はいますか？」と尋ねると、一斉に手が上がった。

こうして〇二年五月、SAT療法の治験が開始された。療法の実際を簡単に説明すると、まず患者の感情認知困難度や抑うつ度などを調べ、独自に作成した感情シートを用いて問題のありかを特定する。問題点が明らかになると、そのトラウマをさぐるのだが、ここからがユニークなのだ。宗像教授によると、ガン患者はほとんど例外なく、胎児期に母親が人間関係から強い不安を感じたり、難産で生まれたりという生命にかかわるトラウマをかかえているという。あるいは、女性患者であれば過去に中絶手術をしたことがトラウマになっていることもある。

それをさぐるため、患者の記憶をさかのぼらせ、最後には胎児期にまでいたる。このときに催眠法を用い、覚醒と眠りの中間のところまで誘導して、イメージを喚起させるのだ。そうしてトラウマをさぐり出すと、今度はそれを「再養育」と呼ぶ良いイメージに変えていく作業を行なう。たとえば、両親の不仲がトラウマになっていれば、イメージの連想によって「こうあってほしい両親」をつくりあげる。この際、宗像教授が父親役、看護婦が母親役を務めることもある。また、中絶手術がトラウマになっている患者には、中絶した子供が生まれ、その子供をイメージの中で成人するまで育てる。

このようにして再養育されたイメージから、ゆるぎなく愛される癒しのイメージをつくり、原因イメージを再学習し、自分の本来の生き方を促す。これらによって、精神・神経・免疫・内分泌・遺伝子発現のバランスをはかるというのがＳＡＴ療法である。

治療効果の測定は、治療開始前と終了後に末端血液を採取、その比較によってなされる。遺伝子の解析は村上名誉教授が行なうが、村上名誉教授と宗像教授がとくに注目したのは、白血球細胞のガン正常化遺伝子Ｐ53だ。この遺伝子が活性化すると、白血球はぐるぐる回る性質を持っているため、周辺のガン正常化遺伝子の活性も促す。「バイスタンダー効果」と呼ばれるこの効果は、抗ガン剤治療や放射線治療ではみられない機能だという。

ＳＡＴ療法の治験を受けたガン患者は二十二名（うち男性三名）。このうち、モルヒネ使用者二名を除く患者に一定以上の効果が見られたが、最も顕著な効果を示したのが、前述した宮崎二郎さんである。宮崎さんは合計五回の治療を受けているが、回を追うごとに「感情抑制傾向」が大きく低下し、「抑うつ・不安傾向」も大幅に低下した。測定数値も、白血球は四〇〇〇から六〇〇〇に上昇し、リンパ球比率も一〇％から二〇％台へ上昇、NK細胞活性の比率も三〇％から六〇％台への上昇が見られた。そして、五回終了時のガン抑制遺伝子の発現量は、RUNX3が四倍に、P53は十四倍にも達している。

もっとも、前述したように宮崎二郎さんはSAT療法を中止したが、その時期が闘病中で最もいい状態だったことは、家族の方たちも認めている。また、真野明子さんも四回のSAT療法でかなりいい結果を出している。彼女の場合、両親が不幸な人生を送ったすえに亡くなったという思いがあったが、イメージ連想でそれが修正されてきた。結果、NK細胞が一〇％余り上昇し、ガン抑制遺伝子も二〜四倍に増加した。

このSAT療法はまだ治験段階だが、宗像教授はこう語る。

「ガン性格といわれるCタイプの人は、人を愛したい・人に愛されたい・自分を愛したいという魂の要求がありながら、それができないでいます。このSAT療法によって、その要求を充足させ、人に素直に甘えられる・自分の気持ちにあった生き方ができるようにする。つまり、生き方革命をはかることで治療効果をあげようというわけです」

帯津医師もこのSAT療法によせる期待を、近著でこう述べている。

「いままでつかみどころのなかった抽象的な心の問題が、こうして科学的に証明されつつあることは、私にとって、実に嬉しいことです。（中略）将来、ガンが克服される日が来るとすれば、それは心の状態が数量化されるときであると日頃考えている私にとって、このＳＡＴ療法は希望の星であることはまちがいのないところです」（前出『ガンに勝った人たちの死生観』）

ホメオパシー療法

帯津三敬病院の患者たちの会話に、「なめる薬」というのがよく登場する。仁丹のようなごく小さな乳糖の粒で、甘くて舌に乗せれば一、二分で溶けてしまう。これがホメオパシーの薬（レメディ・乳糖の表面にまぶしてある）だ。前述の小林幸子さんが、大学病院から見放された果てに、奇跡的な回復（一時的だったにせよ）を遂げることになった要因のひとつであり、野中聡子さんが危篤状態を脱する要因のひとつになったのも、このホメオパシーであった。そして、帯津医師が「将来のホリスティック医療のエース」として、熱い思いで語るのもこれである。

「現在の近代西洋医学は、およそ百年の歴史しか持っていません。十九世紀後半から消毒学や細菌学のいちじるしい発達によって、客観性・普遍性をそなえた医学として、それまでのあらゆる医療を凌駕したのです。

西洋医学は、ホメオパシー（同種療法）に対してアロパシー（異種療法）と訳されています。アロパシー医学が急速に進歩したことにより、当時欧米において臨床的な成果を誇っていたホメオパシー医学が片すみに追いやられたのです。その後、西洋医学は、人間の生命を科学の力で解明できると錯覚してしまったのです。さらに、そのときの科学的知識で解決のつかないものは、みずからの力不足をかえりみずに『科学的でない』と排斥するおごりを身につけてしまったのです。

私たちは、いま癒しの復権の時代にいます。医療も『治し』と『癒し』を併せ持ったものでなければなりません。ホメオパシー療法の最大の利点は『やさしい医療』ということです。そして医師と患者さんとの『場』の交流が密であるという点も見逃せません。

まだ日本ではホメオパシー療法の芽がではじめたばかりです。しかし、私のもとへは、この治療を望む患者さんがおどろくほど多く訪ねてきます。つぎなる可能性を知っているのは、医師より患者さんたちなのでしょう」（『あきらめないガン治療』PHP新書）

西洋医学から出発し、中西医結合をへてホリスティック医学へ向かう帯津医師の、いまたどりついた到達点を宣言するような思いが伝わってくる。ここまで帯津医師が信頼をよせるホメオパシー療法とは何なのか。

先にも少し触れたように、ホメオパシーは「同種療法」とか「類似療法」と訳される。病気によって現れる症状を、病気によって抑圧された生命力がそれをはね返そうとしているものととらえ、西洋医学のように症状を取り除くのではなく、逆に、この症状を発現するような物質を用いて、生命力の回復を促すそうとする。たとえば発熱症状に対し、解熱剤でなく発熱剤を与えて治す、似たものが似たものを治すという発想である。

紀元前のヒポクラテス以来、医学の中にあったこの考えを、ひとつの医学体系として確立したのがドイツのサミュエル・ハーネマン（一七五五〜一八四三）だった。ハーネマンは、キナの皮から抽出したキニーネがなぜマラリアに効くのかを確かめようと、マラリアでもないのに、キニーネを服用してみた。すると、マラリアと同じ症状がつぎつぎに起こった。この体験がきっかけといわれる。ハーネマンは自然界の動物・植物・鉱物に原料を求め、これを徹底的に薄めて薬剤を作った。それが臨床で効果をあげるにつれ、十九世紀前半にはホメオパシー療法が欧米の医学界の主流となり、各地にホメオパシー医学の大学が設立された。しかし、十九世紀末からアロパシー医学の進歩が始まり、やがて近代西洋医学として君臨し、ホメオパシー医学を片隅へ追いやることとなった。

それから約百年がたち、機械工学的な近代西洋医学への批判や反省から代替医療が復活してきたが、中でも復権著しいのがホメオパシー療法なのだ。

「ヨーロッパで特徴的な代替療法はホメオパシーである。ドイツやフランス、オランダなどのヨーロッパ諸国で広く利用されている。ホメオパシーについて、一人あたりの支出額はオランダがもっとも多く、フランスとドイツが続く。ＯＴＣ（オーバー・ザ・カウンター：医師の処方箋によらない市販の医薬品）によるホメオパシー関連商品の売り上げは、フランス、ドイツ、オランダの順に多い。イギリスでは、一般医・家庭医の二〇％以上が、ホメオパシー医を紹介先として考慮しているという」（前出『代替医療』）

ヨーロッパの西洋医学の医師の中には、ホメオパシー療法も手がける医師も少なくない。イギリスには、王室がスポンサーになったホメオパシー中心の代替医療専門の病院があり、保険も適用される。また、ドイツなどの薬局には必ずホメオパシーの薬が置かれており、頭痛くらいの症状ならそれを買って服用するというふうに、一般の家庭にも根づいている。

日本でも一部の人たちには知られていたが、医療の表舞台に登場させたのは帯津医師といっても過言ではない。その帯津医師も初めのうちは、ホメオパシーという言葉は知っていたものの、あまり関心がなかった。代替医療を網羅した九一年発行の『ガンを治す大事典』にも、ホメオパシーについては触れられていない。九七年から自分の病院でホメオパシー療法を試み始めたのだが、そのきっかけが帯津医師らしい。

ホメオパシーのレメディは、自然界のものが原料になっており、トリカブトや砒素など毒薬とみなされるものも入っている。その原料から作った薬物を希釈、つまり薄めて使うのだが、これが半端ではなく、一兆倍以上に薄め、薬剤が一分子も含まれていない液を作り出す。それを乳糖に吹きつけ錠剤にしたものがレメディだが、当然、西洋医学側は「一分子も含んでいないのでは、ただの水。そんなものが病気に効くわけがない」と否定する。それに対し、ホメオパシー側は

「徹底的に希釈することによって、薬剤の物質性が排除されて薬の霊魂だけが残り、これが効果をもたらす」と反論する。西洋医学側は「霊魂などを持ち出し、それじゃ宗教の世界だ」と、よけい非難するのだが、帯津医師がホメオパシーに惹かれたのが、まさにその「霊魂」「霊性」のゆえだった。

「日本語で霊魂とか霊性というと、おどろおどろしく聞こえますが、英語でいえばスピリットです。人間はボディ・マインド・スピリットでできているのだから、スピリットを外したのでは人間をまるごと見ることになりませんね。ホメオパシーは希釈を繰り返し、薬剤の物質性を消してスピリチュアライズするという話を聞いたとき、『あ、これは私が考えてきた場の医学じゃないか』、そう思ったんですよ。徹底的に物質性を排して、薬が持っている場のポテンシャル、あるいはその情報のようなものだけにして、それが人間の場に作用して効果を発揮する。これこそ究極の場の医学にちがいないと思ったんです。

まあ、ほめすぎかもしれませんが、それで突然、ホメオパシーに魅せられたんです。私はそれまで、霊魂とはいのちの場のエネルギーだと考えていたんですが、霊魂とか霊性なんて口にすると日本の医学界から抹殺されてしまうのでいいませんでした。でも、もうそういう時代じゃないんですよ。先年、WHOで健康の定義に霊的・スピリチュアルを入れようという議論が起こったのが象徴してます。遅れているのは日本の医学界なんですよ」

WHOの定義とは、こういうことだ。

「ＷＨＯ（世界保健機関）は一九九八年、執行理事会において『ＷＨＯ憲章』の改正案を採択した。その改正案のなかには、憲章の前文にあたる、有名な『健康の定義』にかんする部分がふくまれている。／『健康とは、身体的・精神的・社会的にじゅうぶん満足のいく状態をいい、たんに疾病または病弱がみられないことではない』という従来の定義を、つぎのように改正することが執行理事会の公式見解となったのである。
『健康とは、身体的・精神的・霊的・社会的にじゅうぶん満足のいく動的な状態をいい、たんに疾病または病弱がみられないことではない』」（上野圭一『補完代替医療入門』岩波アクティブ新書）

執行理事会で採択したところ、改正案に賛成二二、棄権八、反対〇だった。ちなみに日本は韓国などとともに「棄権」した。結局、二年後の総会では「霊的」という言葉が入った新定義は実現しなかったが、世界の趨勢がその方向に向かっていることはまちがいないだろう。帯津医師はやはり、日本の医学界で一周早いビリ・ランナーのようである。

二〇〇〇年一月には、医師八十人ほどによる日本ホメオパシー医学会が設立され、帯津医師が理事長に選ばれた。

さて、ホメオパシーは実際の医療現場でどう使われ、どんな効果をあげているのか。

ホメオパシーのレメディは三千種類ほどもあり、どれを選ぶかにあたっては、患者の症状はもちろん、性格や嗜好など、さまざまなファクターを考慮して決められる。当然、医師は患者を深く理解していることが前提になる、この点でも、帯津医師はホメオパシー療法を高く評価している。

「イギリスのグラスゴーへホメオパシーの研修を受けに行って、向こうの病院を見学したんですが、感動しましたね。まず医師のほうから待合室へ出向いて、患者さんを見つけるんです。それで、肩を包み込むようにして診察室に案内します。白衣も着てませんし、患者さんをまるごと理解しようと、親身になって一生懸命話を聞くんですよ。相手のボディだけじゃなく、マインドやスピリットのところまで見ようとする。根底に患者さんに対するやさしさと敬意がありますから、医師と患者の場が理想的にからみ合うんですね」

まさに理想の医療である。帯津医師もそれをモットーにしてはいるが、三カ月先まで予約の患者が待っている現状ではそうもいかない。それでも入院患者とは日常的に接しているので理解も深まるが、通院の場合、細かな質問表に記入してもらって、レメディ選びをしている。病名で薬を決めるのでなく、患者個別にという点では漢方薬の処方と共通している。また、証がぴたりと合えば想像以上の効果をあげる漢方薬と同じように、レメディがうまく合えば、ホメオパシーも思いがけないような効き目を発揮する。

小林幸子さんも野中聡子さんもレメディが合ったわけだが、他にも、ガン性腹膜炎で腹部が異常にふくれ危険な状態に陥った患者が、レメディひと粒で翌日、腹部が正常に戻った例もある。

また、喉頭ガン患者が放射線治療を受けたあと、「左耳の痛み」を訴えた。再発ではないかと調べたが、再発ではなく、原因もわからなかった。そこで帯津医師が「左耳に痛みが走る」を根拠に選んだレメディを出すと、すっかり症状が消えた。

「事典のような大きな本を三、四冊ひっくり返しながらレメディを探すんですが、ぴったり合うと、本当にうれしいですね。ただ、ホメオパシーだけでガンを治すというのは難しいし、治さなくてもいいと思ってるんです。ガンに付随する症状をとってあげると、患者さんはすごく楽になりますし、そうすると免疫も上がってきて、結果的にガン治療にも効果があることになります。それと、ホメオパシーの場合、小さな粒を舌に乗せるだけですから、病状の重い患者さんでも服用できます。副作用もありませんし、体にやさしいことが一番いいですね」

小林幸子さんがもうどんな薬も受けつけなくなったとき、ホメオパシーの薬だけは服用できたとご主人の賢さんが話していた。小林賢さんといえば、その看護日記に、帯津医師が自費でホメオパシーを送り続けてくれたことに感謝の言葉を記している。帯津三敬病院ではイギリスからレメディを取り寄せているが、小林さんだけではなく、入院患者に帯津医師は無料でホメオパシーの薬剤を提供する。退院したあとも同様だ。

また、いままで述べた気功、太極拳、呼吸法のほとんどが無料、「患者さんの金銭的なストレスを少しでも減らしたい」という帯津医師の配慮である。心理療法も音楽療法は無料、イメージ療法は有料だが、診療報酬はきわめて安く、とても人件費と釣り合わない。さらにいえば、健康食品には割高なものが多いが、病院へは毎日のように、健康食品会社からサンプルが送られてくる。これも帯津医師はせっせとタダで配る。

「患者さんの喜ぶ顔を見ると、やめられないんですよ」

帯津医師はニコニコ顔でそういうが、おかげで事務局は青息吐息、岡本事務総長は「年間数千万円の赤字を出したこともありますよ。でもまぁ、彼の志を支えるためですから」と、半ばあきらめ顔である。

参考文献

執筆にあたって、以下の文献より引用、または参考にさせていただきました。

〈帯津良一氏著書〉

『ガンに勝つ〈食・息・動・考〉強健法』（講談社、一九八七年）
『健康革命』（現代書林、一九八九年）
『ガンを治す大事典』（二見書房、一九九一年。増補改訂版、九七年）
『がんになったとき真っ先に読む本』（草思社、一九九六年）
『身近な人がガンになったとき何をなすべきか』（講談社、一九九九年）
『〈いのち〉の場と医療』（春秋社、二〇〇〇年）
『あきらめないガン治療』（ＰＨＰ新書、二〇〇二年）
『気功的人間になりませんか』（風雲舎、一九九九年）
『帯津良一が語る　ガンと気功と代替療法』（スリーエーネットワーク、二〇〇一年）
『帯津良一の現代養生訓』（春秋社、二〇〇一年）
『ガンに勝った人たちの死生観』（主婦の友社、二〇〇四年）

『癒しの食事学』（帯津良一・幕内秀夫共著　東洋経済新報社、一九九七年）
『ガンの治療法はこれほどある』（帯津良一・和田努対談　実業之日本社、一九九九年）
『〈呼吸〉という生き方』（帯津良一・板橋興宗対談　春秋社、二〇〇三年）

〈代替医療関係〉
上野圭一・CAMUNet『いまなぜ代替医療なのか』（徳間書店、一九九八年）
上野圭一『補完代替医療入門』（岩波アクティブ新書、二〇〇三年）
渥美和彦・上野圭一『統合医療への道　21世紀の医療のすがた』（春秋社、二〇〇〇年）
渥美和彦『自分を守る患者学』（PHP新書、二〇〇二年）
蒲原聖可『代替医療』（中公新書、二〇〇二年）
林義人『代替医療革命』（廣済堂出版、一九九九年）
鵜沼宏樹『医療気功』（春秋社、二〇〇一年）
村木弘昌『健心・健体　呼吸法』（祥伝社ノン・ブック、一九八七年）
幕内秀夫『粗食のすすめ』（東洋経済新報社、一九九五年。新潮文庫、二〇〇三年）
アンドルー・ロッキー著　日本語版監修・大槻真一郎『ホメオパシー大百科事典』（産調出版、二〇〇二年）
伴梨香『ホメオパシー　海・森・大地の見えざる医師たち』（新潮社、二〇〇二年）

アンドルー・ワイル著　上野圭一訳『人はなぜ治るのか　増補改訂版』（日本教文社、一九九三年）
アンドルー・ワイル著　上野圭一訳『癒す心、治る力』（角川文庫、一九九八年）
ステファニー・M・サイモントン／ロバート・L・シュック著　菅原はるみ・降矢英成他訳『がんを癒す家族』（創元社、一九九三年）
菅原はるみ『こころの甲羅をはずしませんか』（日本教文社、一九九九年）
池上正治『「気」で観る人体』（講談社現代新書、一九九二年）
日本ホリスティック医学協会編『ホリスティック医学入門』（柏樹社、一九八九年）
草柳大蔵対話集『代替医療でヒトはこう変わる』（現代書林、二〇〇一年）

〈ガン治療一般〉
黒木登志夫・澁谷正史編・著『岩波講座・現代医学の基礎10　細胞増殖とがん』（岩波書店、一九九九年）
国立がんセンター監修・信濃毎日新聞社編『がん治療最前線』（岩波書店、一九九一年）
矢端正克編・著『専門医26人が語る　がんの治療最前線』（保健同人社、一九九四年）

〈その他〉
柳田邦男『ガン50人の勇気』（文藝春秋、一九八一年。文春文庫、八九年）

柳田邦男『「死の医学」への日記』(新潮社、一九九六年。新潮文庫、九九年)
柳田邦男編『同時代ノンフィクション選集　生と死の現在』(文藝春秋、一九九二年)
岸本葉子『がんから始まる』(晶文社、二〇〇三年)
朝日新聞科学部・田辺功編『このがん　この病院』(朝日新聞社、一九九〇年)
青木新門『納棺夫日記』(文春文庫、一九九六年)
河野博臣『ガンの人間学』(弘文堂、一九八四年)
日本死の臨床研究会編『全人的がん医療』(人間と歴史社、一九九五年)
柳原和子『がん患者学』(晶文社、二〇〇〇年)
ピエール・ダルモン著　河原誠三郎・鈴木秀治・田川光照訳『癌の歴史』(新評論、一九九七年)
アナトール・ブロイヤード著　宮下嶺夫訳『癌とたわむれて』(晶文社、一九九五年)
「文藝春秋　特別版『大養生』」(二〇〇三年七月臨時増刊号、文藝春秋)
常蔭純一「SATイメージ療法」(『がん治療最前線』二〇〇三年七月号、エマンダール)
村尾国士「現代の肖像・帯津良一」(『AERA』二〇〇二年十月二一日号、朝日新聞社)
村尾国士「末期癌患者の駆け込み寺・帯津道場の不思議」(『新潮45』二〇〇三年三月号、新潮社)

※　P69、P271、p277の三点の写真は、前出『AERA』の「現代の肖像・帯津良一」で使用したものです。

あとがき

帯津良一医師とその病院、そして患者たちを取材し始めてから二度目の年が明けた二〇〇四年一月、東京・池袋駅前のホテル・メトロポリタン地下に「帯津三敬塾クリニック」が誕生した。ホテルの経営母体であるJR東日本が医療の新しい潮流に着目し、都心に代替医療によるクリニック開設を企画した。依頼を受けた帯津医師が、化粧品会社シーボンの援助を受け、川越市の本院とは別に、ホリスティック医療の新たな場をつくったのである。前年十二月半ば、帯津三敬病院を定年退職した山田幸子総括婦長が、こちらの専任になっている。

ここでは漢方、気功、ホメオパシーを中心にした自由診療の医療（完全予約制）が行なわれており、他にも「塾」という名にも表れているように、患者や医療関係者に対するセミナーも随時開催される。週二回の帯津医師を含め三人の医師が診察にあたっている。当然、診察室は三つあるが、帯津医師の診察室にかかげられたプレートには「虚空」とある。日本中の病院やクリニックで、こんな診療科目をかかげている所は、他のどこにもないだろう。

帯津医師は「ここには検査機器もほとんどありませんから、ただ患者さんの話をじっくり聞いてあげるんです。患者さんはいま、そういう治療を求めてるんですね。予約でいっぱいですよ」

と言う。まさにナラティブ・メディスンである。この人は日本の医師の中で一番遠くまで歩いてきた人という思いを新たにした。遠くまで歩きながら、しかも、どんな医師よりも患者の近くにいる人、それが帯津良一という医師なのだ。

また、数年前から帯津医師は「二十一世紀養生塾」というセミナーを主催している。帯津三敬病院の道場で開かれるこれは、病人、健常人を問わず養生に関心を持つ人々を対象にしている。本文でも述べたようにホリスティック医学は、生老病死という人間のすべてのステージに関わる。単なる医療の枠を超え、人間本来の生き方、病や死との向き合い方を探究する帯津医師の、理想へのひとつのステップでもある。

こうして見てくると、帯津医師はまだまだ先へ歩いていきそうだが、その出発点であり、おそらく終着点でもあるのがガンという病だ。四十数年の医師生活を振り返り、帯津氏はこう述懐する。

「ガンは私にとって、生命とは何か、生きるとはどういうことか、そして、死ぬとはどういうことか、それを考えさせてくれる教師でした」

二年近くにおよんだこの本の取材と執筆を通して、私自身もまったく同じことを学んだように思う。「生命とは、生きるとは、そして死ぬとは」、それらに対する確たる答えはまだ見い出していないが、本書が私にとって新たな出発点になるような気がする。読者にとっても、本書がガンをめぐって新しい発見をもたらすきっかけになれば、それに勝る喜びはありません。

最後になりましたが、超多忙のなかを快く取材に応じていただいた帯津良一名誉院長をはじめ、山田幸子婦長や帯津三敬病院スタッフのみなさん、また関係者の方々、そしてなによりガンとの闘い、その胸のうちを語っていただいた多くの患者さん、ご家族の方々に心より感謝申し上げます。また、編集担当の梅村隆之氏にもお世話になりました。みなさん、本当にありがとうございました。

二〇〇四年五月

村尾国士

著者について

村尾国士（むらお・くにお）

一九四二年、香川県生まれ。明治大学文学部卒業後、雑誌記者などを経てノンフィクションライターに。人物論、医療、企業ルポ、アジア紀行など幅広い分野で執筆活動を続けている。著書に『十二の志』（ごま書房）、『おれは土門拳になる』（アートン）、『たったひとつの命かざって』（現代書林）、『フィリピン決戦』（学研M文庫）など。

どんなガンでもあきらめない
——帯津《おびつ》三敬《さんけい》病院《びょういん》に生《い》きる

二〇〇四年七月一〇日初版

著者　村尾国士

発行者　株式会社晶文社

東京都千代田区外神田二-一-一二
電話東京三二五五局四五〇一（代表）・四五〇三（編集）
URL　http://www.shobunsha.co.jp

中央精版印刷・美行製本